JN294036

言語聴覚士のための
そうだったのか！
英文抄読 失語編
——必須用語700撰

- 監修　小嶋　知幸
- 著者　江戸川病院言語室
　　　　文献抄読グループ

A
B
C
D
E
F
G
H
I, J
L
M
N
O
P
Q, R
S
T
U
V
W, Y

株式会社 新興医学出版社

監修　小嶋　知幸

著者　江戸川病院言語室
　　　　文献抄読グループ

　　　　五十嵐浩子
　　　　佐藤　幸子
　　　　中川　良尚
　　　　大津由紀子
　　　　越部　裕子

序　文

　江戸川病院の言語室では、昭和60年代初頭より、毎週火曜日の午後7時から勉強会を開催し、通常は英文抄読、学会が近づくと演題を持ち寄っての研究ミーティングや予演会などを行っていた。そのスタイルは約10年間続いたが、多忙な臨床業務をこなしながらいかにして合理的に勉強も行っていくかと悩んだ末、平成10年の年明けから、昼休みを利用した文献抄読会、名づけて「パン喰い教室」を隔週（原則第1、第3木曜日）のペースで立ち上げた。

　正味45分しか取れないこの文献抄読会では、「簡にして要を得た発表」をモットーとした。長々とした「翻訳」はご法度、「要するに何が書いてある論文か」ということを、図表も含めA4判の用紙4枚程度（つまり、A3判の用紙裏表にプリントアウトすると1枚に収まる）にまとめて簡潔にプレゼンテーションする、というものである。

　ところが、始めてみるとなかなか大変であった。「要するに何が書いてある論文なのか」という部分を抽出できないのである。その理由の1つは英語力の不足であった。メンバーのバックグラウンドはさまざまであり、それぞれ一応大学卒の学歴があるとはいえ、これまでの英語との付き合い方にはかなりの個人差があった。読解力不足のため、肝心の文章をまったく逆の意味に解釈していたり、勝手に訳し飛ばしてしまった文章が、実は重要な文章であったりと、1つとして「抄読」というに値するプレゼンテーションはなかった。また、もう1つの理由は知識不足であった。思うに、言語聴覚士（ST）という職種は「広く浅く」という教養が求められる職業である。心理学、言語学、臨床医学、生理学、統計学などなど、けっしてひとつひとつは深くなくてもよいのだが（もちろん深ければそれに越したことはない）、「知らない領域」があっては困る職種である。

序　文

　しかしわれわれのメンバーの知識はかなりバランスを欠くものがあり、とくに言語学用語、統計学用語などが出現するとまったくお手上げという状態であった。しかも、それを助けてくれる総合的な辞書もなかった。
　そのような大変お粗末な文献抄読会ではあったが、成果もあった。それは、抄読会を開始して1年もたたないうちから、誰言うともなく、一定期間は1つのテーマの論文を継続して抄読するようになったことである。毎回メンバーが予告なく思い思いの文献を取り上げるというのではなく、1人のメンバーが取り上げた文献の中で引用されていた重要そうな文献を、次のメンバーが取り上げ、その論文で引用されていた重要そうな文献を、その次のメンバーが取り上げ、という形で芋づる式に文献をたどってゆき、「もうこのテーマはだいたいわかったね」というところまで1つのテーマにこだわって、文献を読み進めていったのである。代表的なテーマを思いつくままにあげてみると、word retrieval（語彙回収）、dyslexia（失読）、neural network（ニューラルネットワーク）、conceptual knowledge（概念的知識、意味記憶）、mapping（マッピング）、motor speech disorder（運動障害性発話障害）、などである。
　また、このように文献抄読を進める中で、各メンバーはそれぞれ重要と思われる用語・トピックをメモして、個人的な辞書を作り始めていた。
　そうこうしているうちに、かれこれ7年の歳月が流れ、発会当初決めた隔週というペースもほぼ維持されたため、取り上げた文献も約150本を数えるに至った。「石の上にも……」のたとえではないが、7年間も継続していると、英語の文献を読む際にぜひともおさえておきたいポイントというようなものが見えてくる。と同時に、これから英語の文献を読もうとしている若いSTに、ぜひとも同じ苦労は味わわせたくない、という「老婆心」も生まれてきた。そのような「老婆心」が、本書の企画の萌芽となったのである。

序文

　私事で恐縮だが、思い返すこと約20年前、当時28歳であった私は故あってSTになることを思い立ち、年齢的に最後の受験資格に賭け、国立身体障害者リハビリテーションセンター学院を受験した。その時の英語の試験問題の中に出てきた"screening"という単語の意味に関して、皆目検討がつかなかったことが忘れられない。今では日本語のようにして使っている「スクリーニング」という単語に、それまでお目にかかったことがなかったのである。このような有様であったので結果は推して知るべし、当然のごとく一次試験で不合格になった。私自身このような「苦い経験」がST生活のスタートになっているので、若いST諸氏の英語に関する苦労は、非常によくわかるつもりである。

　先達が10年がかりで知りえたことを、後に続く後輩が同じように10年がかりで会得していたのでは、この領域に未来はない。

　若い世代がどんどんわれわれの頭を踏み台にして乗り越えて、われわれが照らしえなかった、はるか前方の暗闇に光を当ててくれることを切に望む次第である。

　残念ながら、現在のST養成カリキュラムでは、欧米の最先端の文献を楽々と渉猟して歩けるだけの学力（英語力および専門用語に関する知識）を身につけることは難しいというのが現状である。本書が少しでも、その不足を補うことに貢献できれば望外の喜びである。

　私の英文抄読歴において、お世話になった辞典を1つあげよと言われたら、迷わず『現代言語学辞典』（成美堂）をあげる。この辞典なしには言語学領域の論文は読めなかったといっても過言ではない。本書においても随所に引用させていただいた。

　本書の企画を早期から理解して下さり、発刊に向けて全力を傾けてご尽力下さった新興医学出版社の泉　道子氏には心より感謝申し上げる次第である。氏のお力なくして本書は世に出ることはなかったと思う。また、文献抄読会発足当初のメンバーであった伊澤幸洋氏、志塚（旧姓　大田）めぐみ氏、内藤（旧姓　川村）麻子氏にも感謝の意を表し

序　文

たい。
　今回は、神経心理学の中でも言語および失語症領域が中心となった。できればこれからも仲間たちとの文献抄読会を続けて、いつの日か失語症以外の高次脳機能障害に関する用語集を編むことができればと考えている。

平成 17 年 10 月

小嶋　知幸

目　次

● 凡例　　　　　　………………… 1

● 言語聴覚士のための
そうだったのか！英文抄読 失語編
　　——必須用語700撰 ……… 5

● 文献　　　　　　………………… 93

● 和英索引　　　　………………… 111

凡　例

　言語聴覚士（ST）1万人時代を迎えた今日、ST全体の資質の向上が急務であり、このことは職能団体としての言語聴覚士協会の最重要課題でもある。

　つねに言語障害者に対して最良の臨床技術（サービス）を提供するためには、当該領域における最新の動向をいち早く入手する必要がある。さらにその手段として、個々人の好むと好まざるとにかかわらず、英文で書かれた欧米の雑誌に目を通すことが避けて通れない責務となる。

　ところが、ST養成校を卒業したばかりの若いSTが欧米の文献に目を通そうとしても、いくつかのハードルに阻まれ、英文に精通した指導者が身近に存在しない環境では挫折を余儀なくされることが想像に難くない。

　いくつかのハードルとは、(1)学生時代に医学・心理学系の英文論文に接する機会はほとんどなく、論文においてパターン化されて用いられる基礎的単語・言い回しを知らない。(2) STが必要とする文献の領域は多岐にわたるため、単語がそもそも何の領域の専門用語であるのかがわからない。そのため、どのような書籍に解説を求めてよいかの見当がつかない。(3)論文によっては、過去からの論争の経緯をふまえて書かれており、その場合、1つの論文を読むために数本の論文にまで遡らなくてはならない、などである。

　本書は、失語症領域の英文抄読に必要な重要単語や言い回しをわかりやすく解説した「用語集」形式のST向け英文抄読ガイドである。学術論文で必出の用語や、英和辞典を参照してもどの訳語を採用すべきか迷う独特な用語・言い回し、さらには学術論文に不慣れなSTが必ずつまずく単語などを取り上げ、もっとも有用と思われる訳語のみを表記した（他の訳語はあえて捨象した）。また用語によっ

凡　例

てはその歴史や用語に対する研究者による解釈の違いなどについて、根拠となる文献を明記しつつ、平易な日本語で解説した。

　また、巻末には日本語から英語を参照できる索引を付け、英文論文執筆のためのガイドとしても利用可能なものとした。

1. 見出し語
1) 選択の根拠

　　筆者らが、過去約7年間に抄読を行った失語症および周辺領域の英語論文約150編および2冊の成書から、6名の言語聴覚士が重要と思われる用語・言い回し約700語を選出した。巻末に、根拠となった文献を領域別に掲載した。
2) 見出し語は原則として英語の単語および句である。
3) 重要な訳語はゴチック体とし、巻末の和英索引の見出し語とした。また、原語がそのまま外来語的に用いられていると思われる語については、カタカナ表記したものも訳語に含めた。

2. 分野表示

　見出し語の分類は、下記の略語によって示した。本書における分類はあくまで便宜的なものであるが、これによって当該語句が何に関する領域の専門用語であるのかがわかり、詳しい調べ学習が容易になる。

　一般：特別専門用語とは言えないが、重要と思われる語(句)
　　　　　　　　　　　　　　　　　　　　　　　　144語
　基礎：神経心理学領域の論文において基礎的な語(句)
　　　　　　　　　　　　　　　　　　　　　　　　109語
　失語：失語学における基礎的な語(句)
　　　　　　　　　　　　　　　　　　　　　　　　60語
　神心：神経心理学領域における基礎的な語(句)
　　　　　　　　　　　　　　　　　　　　　　　　73語

凡 例

- 声韻：音声学や音韻論に関する語（句）……………… 35 語
- 言語：文法・統語・意味論などに関する語（句）……………… 126 語
- 読書：失読・失書に関する語（句）……………… 40 語
- 認心：認知神経心理学、ニューラルネットワーク、事象関連電位などに関する語（句）……………… 91 語
- 統計：統計学用語……………… 23 語
- 医学：基礎医学、臨床医学に関する語（句）……………… 40 語
- 解剖：医学の中でも、とくに解剖用語……………… 19 語

3．見出し語内の区分

1つの見出し語が2分野以上で用いられる場合は、①、②、③……で分けた。

4．囲み記事

見出し語によっては、囲み記事という形で、訳語の範囲を超えて解説を載せた。

5．本文中に用いられているおもな記号、略語など

- 名　名詞（句）
- 他動　他動詞（句）
- 自動　自動詞（句）
- 形　形容詞（句）
- 接頭　接頭語
- 略　略語
- 複　複数形
- →　同義語、あるいは参照すべき語
- ⇔　反意語

凡 例

6. 原語をそのまま掲載

とくに重要な用語に関しては、その定義や特徴について、原著論文の中から該当箇所をそのまま抜粋した。これは、英語での論文執筆を行う読者にきわめて有益な文型モデルとなるはずである。

以上

A

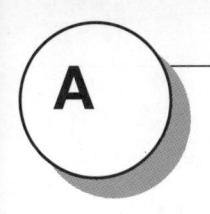

abbreviation	名 一般 略語。神経心理学に限らず、学問には専門領域ごとに略語が多い。
abstract	① 名 基礎 要旨。論文の構成要素の1つ。通常論文の冒頭に位置する。→ summary ② 形 一般 抽象的な。
abstract noun	名 言語 抽象名詞。「りんご」「猫」などが具象名詞であるのに対して、「愛」「勇気」「精神」などは抽象名詞。⇔ concrete noun（具象名詞）
acalculia	名 失語 失算、計算障害。
access	名 基礎 アクセス。直訳は「接近」。神経心理学では、脳内の辞書を検索するという意味で用いる。
account	名 基礎 説。 ☞ 英和辞典を引くと、まず「勘定書」「計算書」などという訳語が出ているが、科学論文に出てくる場合には、「運動障害説」とか「認知障害説」などという場合の「説」のことが多い。
accuracy	名 基礎 直訳すれば「**正確さ**」。神経心理学の論文では「成績」「能力」などと同義で用いられることが多い。 形 accurate
accusative (case)	名 言語 与格。ドイツ語の4格に相当する。他動詞の直接目的語の機能を持つ格。日本語では「を格」が相当。

acquired	形 基礎 後天性の。 ⇔ developmental（発達性の）
activation	名 基礎 興奮、活性化。動 activate
active (voice)	名 言語 能動態。
addition	名 一般 ①付加。②足し算。形 additional
address	他動 基礎 述べる、論ずる。 ☞ 日本語で「アドレス」というと、メールのアドレスを思い起こすが、ここでは別の意味であることに注意。
adjective	名 言語 形容詞。
administer	他動 基礎 実施する。検査、実験などを患者に対して行うこと。主として受身形（be administered to ~）という形で用いられる。
adolescent	形 一般 青年期の。名 adolescence ⇔ senile（老年期の）
adverb	名 言語 副詞。
advocate	他動 基礎 主張する。
afferent	形 医学 求心性の。 ⇔ efferent（遠心性の）
affordance	名 認心 アフォーダンス。 ☞ afford（与える）という他動詞から派生させた造語。原語の意味を超えて特別の意味を持つ。人間の行為は多分に環境の側からの影響を受けて誘発されるという考え。その際、対象物があたかも人間に対してある行

> 為をするように働きかけているかのように解釈することが可能であり、その働きかけのことを affordance という。

affricative 名 声韻 破擦音。日本語では /tʃ/ や /ts/ など。

age-matched 形 基礎 年齢を合わせた。
例 age-matched normal subjects（年齢をあわせた健常対照群）。

agent 名 言語 動作主。動詞の表す動作や出来事の変化を直接的に起こす意味上の役割を担う名詞（『現代言語学辞典』成美堂▷文献II.3）。形 agentive

agnosia 名 神心 失認。

agrammatism 名 失語 失文法。形 agrammatic

agraphia 名 読書 失書。

alexia 名 読書 → dyslexia。dyslexia と同義。
☞ 文献を通覧する限り、イギリスでは dyslexia、アメリカでは alexia という用語が用いられているようである。

alliteration 名 言語 頭韻法。強勢をもつ2つの単語どうしの語頭音が等しいこと。

allograph 名 言語 異書体。allo- は「異形の」という意味を表す接頭辞。-graph は「かかれたもの」すなわち文字。たとえば、同じアルファベットで大文字に対しての小文字、活字体に対しての筆記体などはそれぞれ allograph である。

alternative

alternative
形・名 一般 (二者あるいはそれ以上のうち)どちらか1つをえらぶべき(もの)。代わりの(もの)。

alveolar
名 声韻 歯茎音。日本語では/ta/、/sa/など。

amplitude
名 一般 振幅。脳波および誘発電位関連の論文で、latency（潜時）とともに重要な用語。

analysis
名 一般 分析。

analysis of variance
名 統計 分散分析。略 ANOVA
one-way ANOVA は「一元配置分散分析」。two-way ANOVA は「二元配置分散分析」。

anaphora
名 言語 前方照応。すでに述べられた表現をさし示す代名詞や冠詞。例「誕生日に父がプレゼントをくれた。それはグローブだった」という場合の「それ」の「プレゼント」に対する働き。
形 anaphoric

anatomical
形 一般 解剖学の。

angular gyrus
名 解剖 角回。大脳左半球頭頂葉の中の部位。神経心理学ではしばしば文字言語の中枢として言及される。

animacy
名 言語 → animate

animate
名 言語 有生。意味論（言語学）における用語。意味特徴の1つで、人間と動物を含む。⇔ inanimate（無生）

☞ 神経心理学の分野では、カテゴリ

―特異性の問題を扱う際にしばしば出現する用語。

anomalous	形 神心 変則的な。 ☞ 大脳の側性化の問題を扱う論文にしばしば登場する形容詞で、mirror image（鏡像）という用語と対概念をなす。反意語は、normal（正常の）というより usual（通例の）。
anomia	名 失語 喚語困難。呼称障害と同義で用いられる。
anosognosia	名 神心 病態失認。
ANOVA	略 統計 → analysis of variance
anoxia	名 医学 無酸素症、酸素欠乏症。
antepenult	名 声韻 第3尾音節。3音節以上の語の最後から3番目の音節のこと。発音注意（[æntipíːnʌlt]）。
anterior	形 医学 前方の。⇔ posterior（後方の）
anticipation	名 声韻 先取り構音。構音の誤りの1つで、本来後にくるべき音韻を先走って構音してしまう誤り。
AOS	略 失語 → apraxia of speech
aphasia	名 失語 失語(症)。
aphasia quotient	名 失語 失語指数。
appendix	名 基礎 補遺。論文の最後に付記される、実験に用いた単語リストなど。 ☞ 補遺のついた文献のコピーをとる

場合要注意。文献までコピーして安心してはいけない。補遺は文献の後に付いている場合が多い。

apperceptive 形 [神心] **統覚型の**。visual agnosia（視覚失認）の1つのタイプを表す形容詞。視覚失認のうち、視知覚の基本機能が障害されているタイプ。対象物の模写に困難を呈することによって診断される。⇔ associative（連合型の）

apply 他動 [基礎] （検査などを症例に対して）**実施する**、用いる(use)。過去分詞 applied は、形容詞的に用いられて「応用」という意味をなす。→ conduct

apraxia 名 [神心] **失行**。Steinthal (1871) によって初めて提唱され、Leapmann (1900, 1905, 1913) によって完成された概念。

> ☞ その定義は、英文ではたとえば以下のように表現されている。"a disorder of purposeful (voluntary) movement not attributable to the loss of strength, co-ordination, or mental faculty and restricted to certain body parts and functional activities." (Ballard, et al. 2000 ▷文献Ⅰ.16.1)

apraxia of speech
名 [失語] **発語失行**。略 AOS

> ☞ Darley ら (1871) による apraxia of speech の特徴は以下のとおりである。"(a) effortful groping for articulatory postures, (b) consonant phonemes more affected than vowels, (c) inconsistent, or variable errors across productions, (d) errors that increase complexity of articulation across a

word rather than simplify, (e) errors that approximate the target within one to two features, (f) errors that represent perseveration, anticipation, and transposition of phonemes, (g) schwa insertion in consonant clusters, and (h) awareness of errors." 一方近年では、Van der Merwe (1997) が AOS を運動のプランニングの障害と定義している。"AOS may be explained by disturbances at the motor planning level-retrieval of core motor plans for phones, sequential organization of movements for a single phone, adaptation to phonetic context, interarticulatory co-ordination, central monitoring, and relaying the motor plans to the motor programming level." (Ballard, et al. 2000 ▷ 文献 I . 16. 1)

arbitrary 形 読書 恣意的な（規則的でない）。
☞ 失読失書の領域では、綴りと発音の対応が規則的でないことなどをさして用いる場合がある。たとえば「スペイン語に比し、英語の綴り規則は arbitrary である」など。

archive 名 一般 (通例〜s；複数扱い) 論文集。
☞ 英和辞典を引くと「文書保管所」などとあり解読困難だが、しばしば英文雑誌のタイトルに用いられている ("archives of neurology"など)。発音注意 ([ɑ́:kaiv])。

argue 他動 一般 論ずる、主張する。propose, postulate なども、ほぼ同様の意味で、論文中に頻出する。

argument

argument 名 [言語] 項。前置詞や後置詞を伴う名詞（句）と考えてほぼまちがいない。日本語では「名詞＋助詞」という単位になる。文を動詞中心にとらえた場合、動詞が決まると、その動詞が要求する必須の項構造が決まる。例「あげる」という動詞を例にとると、「主語＋が」「人＋に」「物＋を」という項構造になる。argument structure は、項構造。

arithmetic principles
名 [神心] 四則演算の法則。

array 名 [神心] 配列。多肢選択課題における選択肢の数、あるいは配列のこと。

article 名 [言語] 冠詞。

articulation 名 [失語] 構音。

articulatory buffer
名 [認心] → phonological loop

articulatory loop 名 [認心] → phonological loop

association 名 [一般] 連合。

associative 形 [神心] 連合型の。visual agnosia（視覚失認）の1つのタイプを表す形容詞。視覚失認のうち、視知覚の基本機能が保たれているタイプ。対象物の模写が可能であることによって診断される。⇔ apperceptive（統覚型の）

assonance 名 [言語] 母音韻。love と son、dame と maid のように、母音のみが押韻すること。不完全な韻の一種（『現代言語学辞典』成美堂▷文献II.3）。

assume	他動 基礎 仮定する、推定する。論文では、that 説を伴うことが多い。
assumption	名 基礎 仮説、仮定。
atrophy	名 医学 萎縮。神経心理学では、cortical atrophy（皮質萎縮）という形で出てくることが多い。
attenuate	自動 一般 減衰する、弱まる。
attribute	名 一般 属性。
atypical	形 一般 典型的でない、**非典型的な**。a-は、反意を表す接頭辞。
auditory	形 神心 聴覚の。
auditory analysis system	名 認心 聴覚分析システム。
auditory comprehension	名 失語 聴覚的理解。
auditory input lexicon	名 認心 聴覚入力辞書。
auditory word picture match	名 失語 聴覚的に行う単語と絵の照合（課題）。
automaticity	名 一般 自動性。
autonomy	名 一般 自律性。
auxiliary (verb)	名 言語 (補)助動詞。主動詞（main verb）に付加させて、法・時制・相・態などの文法範疇を示したり、特別な

意味を付け加えたりする補助的な動詞。
例 英語 He can swim. の can やドイツ語 Er kann schwimmenn. の kann など（『現代言語学辞典』成美堂▷文献Ⅱ.3）。

awareness　　名 神心 意識。日本語に訳さず「アウェアネス」という場合が多い。

> ☞ この場合の「意識」とは、「意識障害」などという場合の意識ではなく、たとえば「今自分が発話した『りんご』という単語の2モーラ目は『ん』である」といったような、自己の情報処理過程に対するメタレベルでの自覚のことである。

B

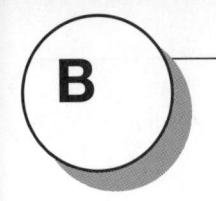

blending

baseline 名 [基礎] ベースライン。直訳は「基線」。心理学領域では、訓練を行う前の患者の能力のことをさす場合が多い。訓練効果を測定する際に重要。

baseline phase 名 [基礎] ベースライン期。単一事例研究デザインにおいて、ベースラインにおける成績を見る時期のこと。通常3回測定する。

behaviour 名 [一般] 行動、反応。発音注意 ([bihéivjə])。

between-subject factor
名 [統計] 被験者間要因。
⇔ within-subject factor (被験者内要因)

BFA 略 [失語] → buccofacial apraxia

bilabial 名 [声韻] 両唇音。日本語ではマ行、バ行、パ行など。

bilateral 形 [神心] 両側性の。
⇔ unilateral (一側性の)

bilingual 形・名 [言語] 二言語使用の、二言語使用者。→ polyglot

biographical knowledge
名 [神心] 自叙伝的知識。自分の生まれてから現在に至るまでのエピソード記憶。

blending 名 [認心] 直訳は「混合」。認知神経心理

学では、phonological blending という用語で用いることが多い。単語を1モーラずつ音読あるいは復唱で発話した後、すべてを一気に(なめらかに)発話することをいう。音韻操作障害に対する検査あるいは訓練として用いる。
→ concatenation

block letter 名 一般 活字体。

bottom up 名 認心 ボトムアップ（処理）。認知処理過程の1つ。入力情報に対する詳細な分析を積み上げて対象全体の認識へと向かう情報処理。
⇔ top down [トップダウン(処理)]

bound morpheme
名 言語 拘束形態素。単独では発話 (utterance) の中に現れることがなく、他の形態素とともに現れる形態素。たとえば、日本語の助詞や英語における三単現のsなど（『現代言語学辞典』成美堂▷文献II.3）。
⇔ free morpheme (自由形態素)

boundary 名 声韻 適当な訳語なし（本来の訳語は「境界線」「端」）。頭子音と尾子音の間の部分。「わたり」とほぼ同義。

buccofacial apraxia
名 失語 口腔（口部）顔面失行。

buffer 名 神心 バッファー。入力データを一時的に保持する記憶領域のこと。working memory（作動記憶）にほぼ一致する概念。

C

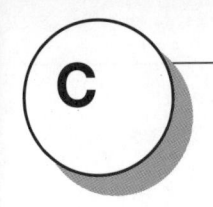

calculation 名 一般 計算。ちなみに、「足し算」は addition、「引き算」は subtraction、「掛け算」は multiplication、「割り算」は division。

canonical 形 言語 典型的な。統語関連領域の文献で見かける用語。

> ☞ 英和辞典を引いても、「聖書正典の」とか「正統（派）の」などと、解読困難。要するに典型的な語順の文章のことを canonical な文という。反対語は non-canonical。たとえば、「僕はご飯を食べた」は canonical な文、「ご飯を僕は食べた」は non-canonical な文。

capital letter 名 一般 大文字。→ upper case

cardinal number 名 一般 基数。基礎として用いる数。十進法では0から9までの整数。
⇔ ordinal number（序数）

case
① 名 基礎 症例、ケース。case report は「症例報告」。
② 名 言語 格。
③ 名 一般 活字。
→ lower case、upper case

cataphora 名 言語 後方照応。これから述べられる表現をあらかじめ指示するために使われる定冠詞や代名詞などの用法（『現代言語学辞典』成美堂▷文献 II.3）。
形 cataphoric

> ☞ 日本語の代名詞は基本的には前方照応的に用いられるが、たとえば、

17

> 「それは昨日の朝のことであった」などと書き出す小説における「それ」は後方照応的といえる。

category specific
形 神心 カテゴリーに特異的な。たとえば、特定のカテゴリーに属する意味（生物、人工物など）に関する知識が限局的に障害される現象（category specific semantic deficits）などに対して用いる。→ specific

> ☞ Capitani, et al.（2003 ▷ 文献 I.5.2）によると、カテゴリー特異的意味記憶障害とは、"the ability to identify specific categories of objects can be selectively impaired while performance with other categories remains relatively intact." と表現されている。

caudal 形 医学 尾側の。⇔ rostral（吻側の）

caudate nucleus 名 解剖 尾状核。

ceiling effect 名 基礎 天井効果。検査の検出力の限界のため、ある一定の水準を超えた能力は測定不能となり、すべて一律に100%の成績として記録されてしまうこと。⇔ floor effect（床効果）

central 形 医学 中枢の。⇔ peripheral（末梢の）

cerebrovascular accident
名 医学 脳血管障害、脳卒中。cerebrovascular disease（CVD）も同義。

chance level 名 基礎 チャンスレベル。たとえば、三者択一の検査成績が33%以下、六者択一の検査成績が17%以下の場合、

「この患者の成績はチャンスレベルであった」などという。偶然の域を出ないということ。

character	名 読書 文字。

☞ 英和辞典を引くと、まず「個性」「特徴」などという意味が掲載されているが、「文字」という意味があることも知っておきたい。最近日本語として頻繁に用いられる「キャラ」という言葉もこの単語に由来する。

chew	名 一般 咀嚼。
chronic	形 医学 慢性期の。⇔ acute（急性期の）

cingulate gyrus 名 解剖 帯状回。とくに前方は working memory（作動記憶）との関連で注目されている部位。

circumlocution 名 失語 迂言。喚語困難を呈する失語症者に見られるまわりくどい迂回的な言い回し。

claim 名・他動 一般 主張（する）。

☞ 日本語で「クレーム」というと「抗議」という意味だが、学術論文でしばしば用いられる場合には、「主張（する）」という意味が重要。否定的な意味ではない。

class 名 言語 類。文法を扱う文献において頻繁に見かける単語。英和辞典の最初に出てくる訳語は、「クラス」「学級」などだが、この場合には文法におけるさまざまな下位分類を示すのに用いられる。

classification

classification 名 一般 分類。

cleft sentence 名 言語 分裂文。文のある要素に注意を向けさせるために、it is 〜 that 〜 という構文をもつ文。that の代わりに焦点となる語の性質によって、who や which なども使われる(『現代言語学辞典』成美堂▷文献II.3)。

click 他動 一般 カチッといわせる。click tongue は「舌を鳴らす」。

closed class word
名 言語 閉ざされた類に属する語。成員の数(メンバー)が少なく、新しい語が加わりにくい類(冠詞、助詞など)。⇔ open class word(開かれた類に属する語)

clumsy 形 神心 拙劣な。直訳は「不器用な」「気がきかない」。神経心理学では、失行の領域で誤り反応の分類に用いられる用語。明らかに誤った行為である parapraxis(錯行為)に対して、何となくぎこちない反応に対して用いる。
名 clumsiness

cluster
① 名 声韻 2個以上の音の連結した群のこと。音結合群ともいう。母音と母音、子音と子音、母音と子音の結合がある(『現代言語学辞典』成美堂▷文献II.3)。
② 名 統計 群。クラスター分析によって抽出される共通因子をもつグループのこと。樹状図によって表され、第1クラスター、第2クラスターなどにまとめられる。

見出し語	内容

cluster analysis 名 統計 クラスター分析。多変量解析の1つ。複数の変数をもつ対象を、共通因子によっていくつかの群に分類する手法。

coarticulation 名 声韻 二重調音。

coda 名 声韻 尾子音。音節の末尾の子音のこと。⇔ onset（頭子音）

cognition 名 一般 認知。形 cognitive

coherence 名 言語 → cohesion

cohesion 名 言語 結束(性)。discourse（談話）を構成する sentence（文）の間に見られる文法的、語彙的関係のこと（『現代言語学辞典』成美堂 ▷ 文献 II. 3）。Halliday らの文法分析で重要な概念を表す用語（Halliday 1976 ▷ 文献 II. 2）。

common noun 名 言語 普通名詞。

compatible 形 一般 矛盾しない。診断学の領域でよく用いられる。確定診断には至っていないものの、臨床症状などからある疾患と考えてほぼ間違いない、というような場合に用いる。

> ☞ 和製英語だと思われるが、医師がカルテに "Alzheimer compatible" などと記載するのは、「（確定診断には至らないものの）臨床的にはアルツハイマー型痴呆と矛盾しない」という意味。

compensation 名 神心 代償。compensatory approach（代償的アプローチ）といえば、訓練法の考え方の1つ。形 compensatory

complemental (complementary)
形 一般 補足的な、相補的な。

completion 名 失語 補完。たとえば、失語症者が、ことわざの前半を与えられると続けて後半を言う場合、「completion phenomenon（補完現象）が認められた」と表現する。

compound word 名 言語 複合名詞。

comprehension 名 一般 理解。

concept 名 一般 概念。形 conceptual

conceptual knowledge
名 認心 概念知識。意味記憶と同義で用いられる。

conclusion 名 基礎 結論。論文の構成要素の1つ。通常論文の最後に位置する。

concomitant 名 医学 随伴症状。

concrete noun 名 言語 具象（具体）名詞。
⇔ abstract noun（抽象名詞）

concreteness 名 一般 具体性。

concreteness effect
名 認心 単語の具体性によって、音読成績などに差が認められること。

condition 名 基礎 条件。直訳は「状態」「状況」だが、神経心理学領域の論文では、実験における「条件」のことをさしていることが多い。

conduct	他動 基礎 (検査などを症例に対して) 実施する、用いる (use)。→ apply

confrontation naming
名 失語 呼称。confrontation (対面) は、絵カードなどを対面に呈示するという意味。単に naming という場合もある。

conjunction	① 名 言語 接続詞。 ② 名 一般 結合。

connected speech
名 言語 筋の通った一連の発話のこと。談話。

connection weight
名 認心 結合強度。ニューラルネットワークにおける用語。ユニットどうしの結びつきの強さのこと。

connectionist	名 認心 コネクショニスト。ニューラル・ネットワークを用いて脳内の情報処理をシミュレートする立場の研究者のこと。また、コネクショニストによる情報処理モデルのことを connectionist model (コネクショニストモデル) という。
consistency	名 一般 一貫性。たとえば、「スペルと音との対応に consistency がある (ない)」というように用いる。
consonant	名 言語 子音。⇔ vowel (母音)

constructional disorder
名 神心 構成障害。

content word	名 言語 内容語 (実質語)。実質的な指

示物 (referent) をもつ語。日本語では、助詞・助動詞以外の品詞をさす。
⇔ function word（機能語）

context 名 一般 文脈。

contextual effect 名 神心 文脈効果。

contingent 形 一般 付随的な。名 contingency

contralateral 形 医学 対側の。⇔ ipsilateral（同側の）

control subject 名 基礎（通例～s；複数扱い）**対照群**。被験者の成績と比較するための健常者。年齢、教育水準、人数などの諸条件をあわせる。

convulsion 名 医学 痙攣。

coordinated movement
名 基礎 協調動作。

copula 名 言語 **連結詞、連辞、繋辞**。主語と述語とを結びつけることを主たる機能とする動詞。英語の be、ドイツ語の sein、フランス語の être など。

coronal 形 解剖 冠状面の。coronal section は「冠状断」。

corpus ① 名 言語 コーパス。(文書などの) 集大成。ある言語の実際的なデータの集成資料。
② 名 解剖 体。例 corpus callosum は「脳梁体」、corpus amygdaloideum は「扁桃体」。

correct rejection
名 認心 正否定。信号検出理論用語。正しく否定すること。つまり、反応すべきでない刺激に対して反応しないこと。

correlation 名 統計 相関。

course 名 一般 経過。the course of recovery は、「回復経過」。

covariance analysis
名 統計 共分散分析。

covert 形 認心 意識下の。英和辞典には「覆われた」「隠された」などとあるが、認知神経心理学領域で用いられる場合には、「意識されない」「無意識的な」という訳語のほうが適切である。implicit という用語に近似。⇔ overt（意識上の）

criteria 名 医学 診断基準。criterion の複数形。

crossed aphasia 名 失語 交叉性失語。右利きの人が、大脳右半球の損傷後に失語症を呈した場合をいう。

crossed nonaphasia
名 失語 交叉性非失語。右利きの人が、大脳左半球損傷後に失語症を呈さない場合をいう。

cross linguistic 形 言語 言語横断的な。多数の言語にわたる。

cross modal 形 神心 モダリティ横断的な。「1つのモダリティに限らず、複数のモダリティにわたって」という意味。

cross-modality-effect
　　　　　　　名 神心 モダリティ横断的効果。たとえば、特定のモダリティに対する訓練効果が他のモダリティに波及することなどをいう。

cursive　　　名・形 言語 草書体(の)、飾り文字(の)。

CVA　　　　略 医学 → cerebrovascular accident

D

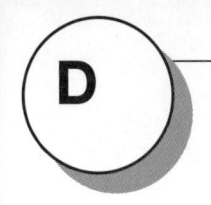

dative (case) 名 言語 対格。ドイツ語の3格に相当する。他動詞の間接目的語の機能をもつ格。

decay 名・自動 一般・認心 減衰（する）。

decay rate 名 認心 減衰率。ニューラルネットワークの領域で出現する用語で、ユニットの興奮の減衰速度のこと。

declarative sentence
名 言語 平叙文。「疑問文」は interrogative sentence、「命令文」は imperative sentence、「感嘆文」は exclamatory sentence。

decoding 名 認心 脱号化。原義は「暗号解読」。聴覚的理解や文字理解が該当する。
⇔ encoding（記号化、符号化）

decrease 名 一般 減少。⇔ increase（増加）

deep alexia 名 失語 → deep dyslexia

deep dyslexia 名 失語 深層性失読。
☞ 症状の特徴は、(1)音読における語彙性効果、すなわち、実在語に比べ非語の音読成績が低下、(2)心像性/具体性効果、すなわち、高心像語または具体語に比べ低心像語または抽象語の音読成績が低下、(3)品詞効果、すなわち、内容語に比べ機能語の音読成績が低下、(4)意味性錯読、など。

deep dysphasia 名 失語 深層性失語。深層性失読に見

られる語彙性効果、具体性効果、心象性効果、品詞効果、意味的誤りなどが、復唱というモダリティに現れる失語症のこと。

deficit
: 名 基礎 障害。英和辞典での訳語は、「欠損」「不利」「劣勢」など。神経心理学領域では「障害」の意味。同様な意味をもつ用語として、defect、deterioration、difficulty、disorder などがある。

definite article
: 名 言語 定冠詞。
⇔ indefinite article（不定冠詞）

definition
: 名 一般 定義。たとえば、「りんご」という語彙に対する definition は、「果物の一種で、青森が名産地。色は赤い」など。定義を聞いてその対象物の名称を言う課題（検査）のことを、naming to definition という。

degrade
: 自動 基礎 低下する。

delayed
: 形 一般 遅れた、遅延した。
⇔ immediate（即座の）

demographic data
: 名 基礎 英和辞典によれば「人口統計学」。論文に記載されている、対象の年齢、性別、疾患名などの基礎的情報のこと。

density
: 名 一般 密度。

dependency
: 名 基礎 依存性。神経心理学領域では他の語の後に付けて用いられる場合が多い。たとえば task-dependency（課題依存性）、activity-dependency（活動依存性）など。

develop

dependent variable
名 [統計] 従属変数。
⇔ independent variable（独立変数）

derivation
名 [言語] 派生。形 derivational
☞derivational error は、たとえば「寂しい」と「寂しさ」、「重い」と「重み」など、互いに派生関係にある単語の読み誤りに対して用いられる用語。phonological dyslexia および deep dyslexia に見られる読み誤りの1タイプ。

describe
他動 [一般] 述べる、記述する。

description
名 [一般・失語] 記述、叙述、説明。たとえば、「口頭説明」は oral description という。

descriptive
形 [一般] 記述的な。データを統計処理して分析・考察する方法に対して、症例報告のような研究の方法を descriptive という。

detect
他動 [基礎] 検出する。名 detection（検出）、detector（検出器、検出者）。

deteriorate
自動 [基礎] 低下する、悪化する。
名 deterioration

determiner
名 [言語] 限定詞。名詞に付加されてその意味を限定する要素をさす。おおざっぱには冠詞を考えればよい。

develop
他動 [基礎] 病気になる（かかる）。「発達させる」という意味で知られている単語。医学系論文では、対象の現病歴を記載する際にしばしば用いられる。

developed (a) cerebral infarction で「脳梗塞を発症した」という意味になる。

developmental 形 [神心] 発達性の。
⇔ acquired（後天性の）

developmental dyslexia
名 [認心] 発達性失読症。

dextral 形 [一般] 右利きの。→ right-handed
⇔ sinistral（左利きの）

diagonal 形 [一般] 対角線の、斜めの。

diaschisis 名 [神心] ディアスキーシス、機能中断。脳損傷が生じたとき、病巣部の灰白質および線維の破壊によって神経興奮の流れが中断されるために、遠隔部の健常神経細胞が機能低下を起こすこと。脳損傷の急性期における、脳の健常部を保護するための機能抑制過程だとする説もある。

dichotomy 名 [一般] 二分法。

dictation 名 [失語] 書き取り。→ writing to dictation

diencephalon 名 [解剖] 間脳。その主要部分は視床を中心に視床上部、視床下部、視床後部、視床腹部よりなる。

digit span 名 [神心] ディジットスパン。適当な日本語訳はない。数唱課題において復唱可能な数字の桁数のこと。健常成人では7桁前後とされる。

disability 名 [基礎] 能力障害。

discourse	名 [言語] 談話。言語資料の単位を表す用語の1つ。小さい単位から単語、句、文という序列化が可能だとすると、談話は文の上の単位で、ひとまとまりの意味を表すための、複数の文から構成される単位。
discrepancy	名 [神心] 乖離（解離）。
discrimination	名 [一般・認心] 弁別。
discussion	名 [基礎] 考察。論文の構成要素の1つ。通常 results の後に位置する。
disinhibition	名 [神心] 脱抑制。
dissociate	自動 [基礎] 乖離（解離）する。 名 dissociation
distinctive feature	名 [声韻] 弁別素性。たとえば/p/には、無声性（voicelessness）、破裂性（plosiveness）、両唇性（bilabiality）などの弁別素性がある。
distortion	名 [失語] 歪み。発話における言語病理学的症状の1つ。聞き手にとって容易に表音文字（仮名）で表記できないような、微妙な音の変化。
distractor	名 [神心] ディストラクター。直訳すれば「気をそらさせるもの」。神経心理学では、多肢選択課題における正答以外のものをさす。四者択一課題では、1つが正解で、他の3つが distractor となる。 → foil
dominant	形 [神心] 優位な、主要な。神経心理学

では、大脳の半球に関する議論で用いられる。左右半球のうち、言語中枢を担う半球を dominant hemisphere と呼ぶ。

dorsal	形 医学 背側の。⇔ ventral（腹側の）
DRC	略 認心 → dual route cascaded model
dual route	名 認心 二重回路（経路）。

☞ おもに文字処理に関する認知神経心理学的仮説の1つ。たとえば音読では、文字から直接語彙/意味に至る経路と、1文字1文字を音韻化してから語彙/意味処理を行う経路の2つがある、とする考え方。

dual route cascaded model

名 認心 二重経路による単語の読みの情報処理を、コンピュータ上でシミュレートするために提案されたモデル。略して「DRCモデル」と呼ばれる。cascade とは「情報が上から下に向かって流れる」という意味。

duration	名 一般 持続、持続時間。
dyslexia	名 読書 失読(症)。
dysnomia	名 失語 → anomia

E

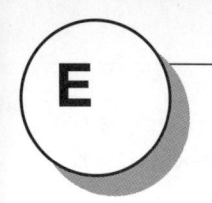

EEG 略 医学 → electroencephalogram

efferent 形 医学 遠心性の。⇔ afferent（求心性の）

efficacy 名 神心 効果。神経心理学では、おもに「訓練効果」という意味で用いられる。effect よりも限定的に用いられる。

electroencephalogram
名 医学 脳波。形 electroencephalographic（脳波記録による）

element 名 一般 要素。形 elemental（要素的な）elemental movement は「要素的運動」。

elicit 他動 一般 引き出す、誘発する。→ evoke

embedding 名 言語 埋め込み。ある文をもう1つの文の中へ組み込む操作。従属節や補文などのこと。

emotion 名 一般 感情。形 emotional

encoding 名 認心 記号化、符号化。たとえば、自発話や自発書字など、脳内に想起された何らかの意味内容を、他者に伝達するために音声言語化したり文字言語化したりする処理は encoding。
⇔ decoding（脱号化、暗号解読）

endogenous 形 医学 内因性の。誘発電位の区分の1つ。ABRのように被験者の心理的状態にかかわりなく単に刺激に対して現れる反応とは異なり、刺激が被験者に対

してもつ心理的意味に応じて変化する反応のこと。⇔ exogenous（外因性の）

environmental 形 一般 環境要因による。
⇔ genetic（遺伝性の）

episodic memory
名 神心 エピソード記憶。自己の出来事に関する記憶。

ERP 略 認心 → event related potential

ethnography 名 一般 人類学、民族誌学。

ethnology 名 一般 民族学。

etiology 名 基礎 病因、原因疾患。

evaluate 他動 一般 評価する。名 evaluation

event related potential
名 認心 事象関連電位。evoked potential（誘発電位）のうち、ABRのように被験者の意識状態にかかわりなく出現する外因性成分とは異なり、被験者の注意・記憶などと関連して出現する内因性の成分のこと。P300、N400などがある。

evoke 他動 一般 誘発する。→ elicit

evoked potential 名 医学 誘発電位。

exception word 名 読書 例外語。綴りが正書法から見て例外的な単語のことをいう。英語でいうと laugh、comb など。

exclude 他動 一般 除外する。→ rule out

executive function
名 [神心] 遂行機能。

exogenous
形 [医学] 外因性の。
⇔ endogenous（内因性の）

exophora
名 [言語] 外界照応。形 exophoric
☞ anaphora（前方照応）や cataphora（後方照応）が、文中の表現をさし示すのに対して、指差しなどを伴って「それ」「あれ」などと言うことによって、外界の対象をさし示す表現。言語発達過程において最初に現れる照応といわれている。

experimental design
名 [神心] 実験デザイン。A-B-A 法や、A-B-B-A 法などがある。

explicit
形 [認心] 意識的な。英和辞典では「明示的な」という訳語になるが、心理学領域では、「意識的な」「意識に上らせた状態で」という意味である。
⇔ implicit（意識下の）

extent
名 [一般] 範囲、程度。→ degree

extinction
名 [神心] 消去。
☞ 神経心理学の分野では、視覚や聴覚などのモダリティにおいて、刺激が一側ずつ別々に呈示された場合には反応できるにもかかわらず、両側同時に呈示された場合には、一側のみにしか反応できず、他側を見落とす現象をさす。

F

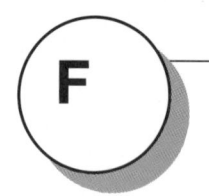

facilitation 名 [神心] 促通。

false alarm 名 [認心] 偽警告。信号検出理論用語。検出すべきでない信号に対して「検出すべきである」と反応してしまうエラーのこと。たとえば、語彙判断検査において、非語に対して「語である」と反応してしまう誤り。

false negative 名 [認心] 偽陰性。検査の感度に関する用語。本来陽性として検出すべき所見を、所見なしとして見逃してしまうこと。⇔ false positive（偽陽性）

false positive 名 [認心] 偽陽性。検査の感度に関する用語。本来所見なしであるものを、所見ありとして検出してしまうこと。⇔ false negative（偽陰性）

familiarity 名 [読書] 親密性（親密度）。失読失書の領域で頻出する用語。単語に対する親近感のこと。

familiarity effect
名 [読書] 親密性効果。単語の親密性によって患者の音読成績などに差が認められること。

familiar word 名 [読書] 親密語。親密性の高い語。

feed forward 名 [認心] フィード・フォワード。ニューラル・ネットワークの用語。信号の一方向のみへの流れ。⇔ feed back（フィード・バック）

figure	名 基礎 図。通常、科学論文には図と表がある。習慣的に図の番号およびタイトルは図の下に付ける。figure legend は「図表の説明文」「凡例」。
filler	名 認心 英和辞典には「満たすもの」「埋めるもの」「(新聞・雑誌の)埋め草記事」などとある。心理学領域では、多肢選択課題において、選択肢を構成する正答以外のメンバーのことをさす。→ distractor
finite verb	名 言語 定型動詞。人称変化、時制変化などをしている動詞の形。⇔ non-finite verb (非定形動詞)
fixation	名 認心 英和辞典での筆頭の訳語は「固定」。心理学領域ではしばしば「注視」あるいは「固視」という意味で出現する。視覚モダリティを用いた実験において、ディスプレイ上のある一点を見つめさせるために現れる図形のことを fixation point (注視点、固視点) という。
flap	名 声韻 弾き音。日本語ではラ行など。
floor effect	名 基礎 床効果。検査の感度がそれ以下のレベルを検出できないために、すべての被験者が等しく0％の値として評価されて、差がなくなってしまう現象。⇔ ceiling effect (天井効果)
focus	名 医学 病巣、(てんかんの) 焦点。形 focal focal sign は「巣症状」。
foil	名 認心 英和辞典では「引き立て役」。distractor とほぼ同義。

follow	**他動・自動** [基礎] ……に続く、次に起こる。「フォロー」という日本語にもなっている単語なのでなじみ深いが、正しく使用することは意外に難しい。論文にしばしば用いられる the results are as follows は、「結果は以下のとおりである」という意味のフレーズで、知っておくと便利。following examination などという形で形容詞的に用いると、「次に行った検査」という意味に使える。
fragment	**名** [一般] 断片、パーツ。
free morpheme	**名** [言語] 自由形態素。単独で発話(utterance) の中に現れることができる形態素。たとえば「すべての道はローマに通ずる」の「すべて」「道」「通ずる」など (『現代言語学辞典』成美堂▷文献 II. 3)。 ⇔ bound morpheme (拘束形態素)
free running	**名** [神心] 神経心理学では「**自走**」などと訳されている。ある機能が上位からの制御を失うこと。たとえば「jargon agraphia は、書字運動プログラムが、言語中枢からの制御を失って自走した結果である」などという使い方をする。
frequency	**名** [読書] 頻度。「単語の出現頻度」という意味で用いられることが多い。特定のデータベース(新聞が多く用いられる)の中での出現頻度のことをいう。
frequency effect	**名** [読書] 頻度効果。単語の頻度によって音読成績などに差が認められること。
fricative	**名** [声韻] 摩擦音。日本語ではサ行など。

function word 名 言語 機能語。助詞、助動詞など、それ自身では意味をもたない語。
⇔ content word（内容語、実質語）

fusiform gyrus 名 解剖 紡錘状回。視覚情報処理において重要な、後頭葉の部位。

G

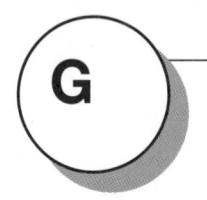

generalization 名 一般 般化。特定の領域あるいは素材 (マテリアル) について行った訓練効果が、他の領域あるいは素材にも波及すること。

gender
① 名 基礎 性。
② 名 言語 単語 (名詞) の性。日本語や現代英語には単語の性はないが、たとえばフランス語には男性名詞と女性名詞が、ドイツ語には男性名詞、女性名詞、中性名詞がある。それぞれ冠詞が異なる。

genetic 形 一般 遺伝性の。

genitive (case) 名 言語 所有格、属格。ドイツ語の2格に相当する。

given 他動 一般 give の過去分詞。that 節を伴って、「……と仮定すると」。if と同様の意味をなす。

GPC rule 略 読書 → grapheme-to-phoneme conversion rule

grammar 名 言語 文法(論)。言語の体系そのもの、あるいはその体系を研究・記述すること (『現代言語学辞典』成美堂▷文献Ⅱ.3)。

grammatical class

名 言語 直訳すると「文法的種類」。辞書で class という単語を引いても適当な訳語がない場合がありとまどうが、要するに「品詞」と解釈して大きな間違

いはない。

grapheme-to-phoneme conversion rule
名 読書 文字と音韻との対応規則のこと。日本語の仮名はきわめて規則的な対応があるため、仮名1文字の音読は主としてGPC規則によって処理されると考えられる。

gyrus
名 解剖 脳回。発音注意（[dʒáirəs]）。
複 gyri

H

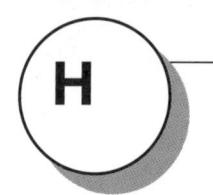

handedness
名 基礎 利き手。

hidden unit
名 認心 隠れユニット。ニューラルネットワーク用語。

hierarchy
名 一般 階層性。形 hierarchical

hippocampus
名 解剖 海馬。記憶に関して重要な機能を果たす部位。

hit
名 認心 ヒット。信号検出理論用語。検出すべき信号に対して、正しく反応すること。

holism
名 一般 全体論。要するに部分より全体が大事だという考え方。

homograph
名 読書 同形異義語。例 bear (クマ) と bear (耐える) など。

homonym
名 読書 同音異義語。→ homophone

homophone
名 読書 同音異義語。→ homonym

horizontal
形 解剖 水平面の。horizontal section は「水平断」。

hybrid
① 名 言語 混成語、混種語。異なる2つ (以上) の言語に由来する要素を組み合わせて形成されている語。
例 talkative (talk はゲルマン系、-ative はラテン系)(『現代言語学辞典』成美堂▷文献 II. 3)。
② 形 一般 雑種の、混成の。

hyper-	接頭 一般・医学 過度の。 例 hypertension は「高血圧」、hyperkinetic は「運動過剰性の」。 ⇔ hypo- (低下した)
hypergraphia	名 神心 過書。過剰な書字行為のこと。
hypo-	接頭 一般・医学 低下した、寡少性の。 例 hypotension は「低血圧」、hypokinetic は「運動低下性の」。⇔ hyper- (過度の)
hypothesis	名 基礎 仮説。

I・J

ideational apraxia
名 [神心] 観念失行。

identification 名 [一般] 同定。

ideogram 名 [読書] 表意文字、漢字。

ideomotor apraxia
名 [神心] 観念運動失行。

imageability 名 [読書] 心像性。単語に対する具体的イメージのわきやすさ。言い換えると、絵に描き表しやすいかどうか。頻度や親近性とは別の指標。

imageability effect
名 [読書] 心像性効果。単語の心像性によって音読成績などに差が認められること。

imitation 名 [一般] 模倣。

immediate 形 [一般] 即座の。⇔ delayed（遅延した）

impairment 名 [神心] 障害。deficit、disorder、difficulty などもほぼ同義。

implicit 形 [認心] 意識下の。

indefinite article 名 [言語] 不定冠詞。
⇔ definite article（定冠詞）

independent variable
名 [統計] 独立変数。

⇔ dependent variable（従属変数）

index 名 一般 指標。

individual 名 基礎 個人。「個々の」「個人的な」という形容詞がよく知られているが、要するに「人」という意味。

infinite verb 名 言語 不定形動詞。→ non-finite verb

infinitive 名 言語 不定詞。

inflexion（inflection）
　　　　　　名 言語 屈折。語が文法的機能を果たすために行う語形変化のこと。
　　　　　　形 inflexional

> ☞ inflexional error は、たとえば「行く」と「行った」、「食べる」と「食べた」など、屈折部分（活用語尾）の読み誤りに対して用いられる用語。phonological dyslexia および deep dyslexia に見られる読み誤りの1タイプ。

inhibition 名 一般 抑制。動 inhibit

innate 形 一般 生得的な。
⇔ acquired（後天性の）

intact 形 神心 保たれた、損なわれていない。
→ spared

interhemispheric
　　　　　　形 神心 半球間の。
　　　　　　⇔ intrahemispheric（半球内の）

interrater 形 神心 評価者（検査者）間の。
⇔ intrarater（評価者内の）

inter stimulus interval

名 認心 **刺激間間隔**。たとえば、何秒ごとに刺激を呈示するか、ということ。

intervention

名 神心 **介入、訓練**。treatment、trainingと同義だが、ニュアンスとしてそれらよりやや広く、機能的な訓練に限らず、環境調整、生活指導なども含むイメージがある。

intrahemispheric

形 神心 **半球内の**。
⇔ interhemispheric（半球間の）

introduction

名 基礎 **前書き、はじめに**。論文の構成要素の1つ。論文の冒頭部分。

involve

① 他動 基礎 （通例 be 〜 d）元の意味は「巻き込まれる」だが、神経心理学では「**障害される**」という意味で用いる。
② 他動 基礎 **かかわる**。
名 involvement

ipsilateral

形 医学 **同側の**。
⇔ contralateral（対側の）

irregular word

名 読書 **不規則語**。綴りと発音の対応が不規則な（例外的な）語。

irrelevant

形 一般 **関連性のない**。
⇔ relevant（関連性のある）

irreversible sentence

名 言語 **非可逆文**。

ISI

略 認心 → inter stimulus interval

isometric	形 一般 等尺性の。たとえば、抵抗に抗して前腕を屈曲させようとする運動は、上腕二頭筋の等尺性収縮。
isotonic	形 一般 等張性の。たとえば、抵抗のない状態で前腕を屈曲させる運動は、上腕二頭筋の等張性収縮。
issue	名 一般 問題（点）、論争（点）。
item	名 一般 項目、アイテム。
jargon agraphia (dysgraphia)	名 失語 ジャルゴン失書。
jargon aphasia	名 失語 ジャルゴン失語。

☞ 欧米の文献で jargon aphasia という場合、単に重度のウェルニッケ失語をさしていることが多いので要注意。発話のほとんどがジャルゴンで占められているような特徴的な症例のことを必ずしも意味していない。

L

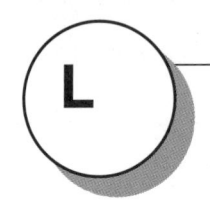

larc error 略 読書 → legitimate alternative reading component error

latency 名 認心 潜時。

laterality 名 神心 側性。名 lateralization

layer 名 一般 層。ニューラルネットワーク用語。

left-handed 形 一般 左利きの。→ sinistral
⇔ right-handed（右利きの）

legitimate alternative reading component error
名 読書 規則化錯読。例 英語では、pint ([páint]) を "pint"、sweat ([swét]) を "swí:t" などと読む誤り。日本語では、「首輪」を「シュリン」、「荷車」を「ニシャ」、「日付」を「ヒツキ」などと読む誤り。

lemma 名 失語 レマ。英和辞典では「見出し語」。
☞ 広義には「語彙」と考えて差し支えないが、難しい用語の1つである。しかも研究者によって、その意味するところが微妙に異なっている。Bock and Levelt の語彙アクセスのモデルによると、概念を表すノードの次の段階として、モダリティに依存しない抽象的な lemma ノードを設定している。lemma ノードは、その単語の文法クラス（品詞、性、助動詞のタイプなど）を特定する syntactic node（統語ノード）と結びつき、さらに次の段階として、その単語の音

韻形式（あるいは綴りの形式）を特定する lexeme ノードに結びつくとされる。一方、Caramazza は、このような抽象的な lemma ノードは必要としないという立場をとっている。Caramazza の語彙アクセスのモデルでは、lemma という用語は用いられず、phonological lexeme（音韻的語彙素）、orthographic lexeme（綴り的語彙素）というレベルが設定され、それぞれが意味表象から独立に活性化を受けるとされる（Caramazza 1997 ▷ 文献 I．1．2）。発音に注意（[lema]）、「レンマ」ではない。

lesion 名 [神心] 病巣。
☞ スペルの似ている region は「領域」「部位」。混同しないようにしたい。

lesion model 名 [認心] 破壊モデル。ニューラルネットワークの用語。ある情報処理の学習を終えたモデルのパラメータを意図的に変化させて、「病的状態」を表現したモデル。これによってたとえば「語性錯読」や「音韻性錯読」などの症状の発現機序を明らかにしようとする。

letter 名 [一般] 文字。「レター」は、「手紙」という訳語だけではないことに注意。

letter-by-letter reading
名 [読書] 適当な日本語訳なし。単語や文の、スペルを1文字ずつ読むこと。
☞ たとえば「dog」を「ディー、オー、ジー」と読むことであり、日本語における仮名の「逐字読み」とは異なる。また、そのような読みの症状を呈する症例は letter-by-letter reader と

表記される。

lexeme 名 失語 語彙素。→ lemma

lexical decision 名 失語 語彙判断。lexical decision task（語彙判断課題）は、呈示された刺激が語か非語かを判断する課題。

lexical form 名 失語 語彙形式。

lexical retrieval 名 失語 語彙回収。

lexical route 名 読書 語彙経路。二重経路のうちの1つ。→ dual route

lexicality effect 名 読書 語彙性効果。非語よりも語の方が、音読や復唱が良好である現象。

lexicalization error
名 読書 語彙化の誤り。たとえば非語を音読する際に、綴りの似た実在の語として読んでしまう誤り。

lexicon 名 失語 語彙。辞書と訳されることもある。mental lexicon は、「心的辞書」と訳される。形 lexical

limb apraxia 名 神心 肢節運動失行。

literacy 名 一般 読み書き能力。⇔ illiteracy（文盲、読み書きができないこと）

living 形 言語 生物の。
⇔ nonliving（無生物の）

localization 名 神心 局在。動 localize

logorrhea 名 失語 語漏症。

longitudinal	名 基礎 縦断的な、経時的な。
lower case	名 一般 小文字。⇔ upper case（大文字） → case

M

macrolinguistics 名 |言語| 大言語学。言語学のすべての領域をさす用語。
⇔ microlinguistics（小言語学）

main effect 名 |統計| 主効果。→ analysis of variance

manage 他動 |一般| ……にうまく対処する。

management 名 |一般| 管理、対応、対策。本来の意味は「何とかすること」。training、treatment よりも治療の意味合いは薄い。

mapping ① 名 |医学| 地図作成。brain mapping は、脳のどの部位がどのような機能を果たしているかを明らかにする作業。
② 名 |失語| マッピング、写像。基本は「写す（移す）」という意味。統語訓練で用いられる mapping therapy とは、「単語または項を、その統語的役割に応じて、文中の正しい位置へ移す訓練」という意味。

marked 形 |言語| 有標の。有声 vs.無声、単数 vs.複数など、対立する語の特徴が（＋）であることをさす。⇔ unmarked（無標の）

matching 名 |認心| 照合。→ verification

material 名 |基礎| 材料、マテリアル。検査や実験に用いる単語や文字など。

mean 名 |統計| 平均。

measure 名 |基礎| 尺度、測定、指標。

meta-	接頭 一般 超〜、より包括的な。
metalanguage	名 言語 メタ言語 (超言語)。説明言語 (言語や言語体系を説明するのに用いられる言語や言語体系)。
metaphor	名 一般 暗喩。
metathesis	名 声韻 音位転換。語中の2つの音がその位置を取り替える現象。 → transposition
method	名 基礎 方法。論文の構成要素の1つ。通常 introduction の次に置かれる。
methodology	名 一般 方法論。
metrical	形 言語 韻律の。
microlinguistics	名 言語 小言語学。いわゆる言語学の中心部分で、単に「言語学」または「言語学プロパー」と呼ばれ、言語の構造・機能を体系的に分析・記述する分野(『現代言語学辞典』成美堂▷文献II.3)。⇔ macrolinguistics (大言語学)
minimal pair	名 声韻 ミニマルペア。直訳は「最小のペア」。たとえば音声学において/pa/と/ba/のように、弁別素性が1つ異なる音素のペアのことをさす。
mirror image	名 神心 鏡像。たとえば、多くのヒトにおいて左の側頭葉に局在する言語機能が、ある症例において、左右対称の位置、すなわち右の側頭葉に局在していた場合、その症例の大脳機能局在は通常の機能局在の mirror image であるという。⇔ anomalous (変則)

mismatch negativity

名 認心 ミスマッチ・ネガティビティ。事象関連電位の1つ。聴覚刺激に対する無意識的な注意力、弁別力を反映すると考えられている。

> ☞ 英文では以下のように説明される。
> "The mismatch negativity (MMN) is a front-centrally distributed event-related potential (ERP) that is elicited by any discriminable auditory change. MMN is elicited when a tone changes in frequency, duration, or intensity, or a phoneme is replaced by another phoneme. Most importantly, the MMN response can be elicited in the absence of attention, and does not rely on behavioral response." (Pettigrew, et al. 2005 ▷ 文献 I. 12. 2)

MMN

略 認心 → mismatch negativity

modifier

名 言語 修飾語（句）。ほかの語・句・節・文に付加されて、その意味を限定する語・句・節。

modify

他動 一般 修正する。modified ○○ test といえば、「修正版○○テスト」という意味。

mora

名 失語 モーラ、拍。子音音素と母音音素の結合したもの。日本語では、仮名1文字で表される音（ただし、拗音では2文字）。

mora concatenation

名 失語 モーラ連鎖。phonological manipulation の障害を検出する検査の1つ。単語を構成する音韻を1モーラず

つ言わせた直後に、「それらすべてを順番どおりに一息に言ってください」と指示する。音韻操作障害をもつ症例に対する訓練にも用いられる。

mora deletion 名 失語 モーラ抹消。phonological manipulationの障害を検出する検査の1つ。単語を構成する音韻のうち、いずれかの1モーラ(たとえば語頭)を省いて言う。たとえば「とうもろこし」に対して「うもろこし」。音韻操作障害をもつ症例に対する訓練にも用いられる。

mora reversal 名 失語 モーラ反転。phonological manipulationの障害を検出する検査の1つ。いわゆる「単語の逆唱」。音韻操作障害をもつ症例に対する訓練にも用いられる。

morpheme 名 言語 形態素。言語の単位で、意味をもつ最小の単位。「すべり台」の{スベリ}、{ダイ}、「長さ」の{ナガ}、{サ}など。{スベリ}、{ダイ}、{ナガ}のように語彙的意味を担うものと、{サ}のように文法的意味を担うものがある。

morphology 名 言語 形態論。形 morphological

motor planning 名 神心 運動企画。

motor speech disorder
名 声韻 運動障害性構音障害、運動性構音障害。

multi-modal 形 神心 マルチモーダル。複数のモダリティにまたがる。

multiple baseline design
名 神心 多層ベースラインデザイン。単一事例研究のデザインの1つ。ちなみに multiple baseline design across behaviors は、行動間多層ベースラインデザイン。

multiple choice 名 神心 多肢選択。

multiple comparison
名 統計 多重比較。

multiplication table
名 神心 九九 (表)、掛け算表。

N

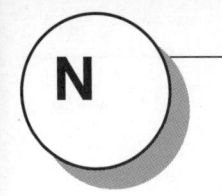

N400	名 認心 event related potential (ERP) の1つ。意味的文脈からの逸脱を反映する脳内の電気活動と考えられている。
naming	名 失語 呼称。→ picture naming、confrontation naming
neologism	名 失語 新造語、語新作。
neural network	名 認心 ニューラルネットワーク。神経細胞を模した「ユニット」と呼ばれる情報処理単位を多数組み合わせることで、コンピュータ上に脳内の情報処理過程をシミュレートしたもの。
neuter	名・形 言語 中性 (の)。
no response	名 基礎 無反応。NRと略記することがある。
node	名 認心 ノード。「接点」とか「結節点」などの訳語がある。脳のネットワークの中で、意味素や語彙素などの抽象的な項目の1つを模式図的に表現するときの「点」のこと。
noise	名 認心 ノイズ、雑音。ちなみに、SN比とは信号とノイズの割合。⇔ signal (信号)
nominative (case)	名 言語 主格。ドイツ語の1格に相当する。

noncanonical	形 言語 → canonical
nondominant	形 神心 優位ではない、劣位の。大脳の半球側性に関する用語。言語半球である左半球のことを dominant hemisphere（優位半球）と呼ぶのに対して、非言語半球である右半球のことを nondominant hemisphere という。 ⇔ dominant（優位な）
non-finite verb	名 言語 非定形動詞。人称変化、時制変化をしていない動詞の形。不定詞・動名詞・分詞など。⇔ finite verb（定形動詞）
nonlexical route	名 読書 非語彙経路。二重経路のうちの1つ。→ dual route
nonliving	形 言語 無生物の。
nonword	名 読書 非語。
noun	名 言語 名詞。
noun phrase	名 言語 名詞句。
novelty	名 一般 新奇性。形 novel
NP	略 言語 → noun phrase
numeral	①形 一般 数の。 ②名 言語 数詞。

O

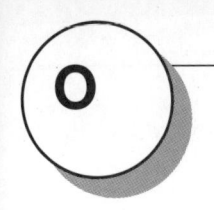

object-cleft sentence
名 言語 目的語を強調した分裂文。
→ cleft sentence

objective 名 言語 目的格。

obligatory 形 言語 必須の。「必ずなくてはならない」という意味。⇔ optional (任意の)

occipital lobe 名 解剖 後頭葉。

odd-ball paradigm
名 認心 オッドボール課題。
> ☞event related potential (事象関連電位) において、P300 を誘発させるために用いられる代表的な方法で、低頻度刺激に対して反応する課題。たとえば、被験者に対して2種類の音 (1kHz と 2kHz のトーンバーストなど) をそれぞれ8対2あるいは9対1などの頻度で呈示し、2kHz の刺激 (低頻度刺激) が出現した時にのみボタン押しなどの反応をさせる。このような課題を施行中の被験者の脳波を加算すると、低頻度刺激にのみ特徴的な陽性の誘発電位が得られる。

odd one out test 名 認心 オッドワンアウトテスト (適当な日本語訳はない)。仲間はずれ探しテスト。意味記憶障害を検出するための検査。絵カードなどで呈示された複数のアイテムの中に1つだけ含まれている異なる意味カテゴリーに属するアイテムを選ぶ。たとえば、「りんご、みか

ん、めがね、ぶどう、バナナ」の中から「めがね」を選べば正答。

omission 名 声韻 省略。

one-way analysis of variance
名 統計 一元配置分散分析。

onset
①名 基礎 発症(日)。
②名 声韻 頭子音。音節の初めの子音のこと(『現代言語学辞典』成美堂 ▷文献II.3)。⇔ coda (尾子音)

open class word 名 言語 開かれた類に属する語。成員の数が多く、次々に新しい要素が加わりうる類(名詞など)。
⇔ closed class word (閉じられた類に属する語)

optional 形 言語 任意の。「必ずしもなくてもよい」という意味。⇔ obligatory (必須の)

oral apraxia 名 神心 口腔(口部)顔面失行。非発話時における口、舌などの高次動作性障害。

oral reading 名 失語 音読。→ read aloud

order 名 一般 順序。ちなみに word order は、「語順」。

ordinal number 名 一般 序数。⇔ cardinal number (基数)
☞ たとえば英語で one、two、three は cardinal number (基数)であるのに対して、first、second、third は序数。

orientation 名 基礎 見当識。disorientation は「見当識障害」。

orthography	名 [読書] **正書法**。英和辞典では「正しい綴り」という訳語が目立つ。 形 orthographic ☞ 神経心理学の論文では、綴りと音韻との対応のことをさしている場合が多い。文献によく出てくる用語として、orthographic information、orthographic knowledge、orthographic lexicon などがある。
outcome	名 [基礎] **転帰、結果**。
outline	他動 [一般] **概説する、述べる**。
output lexicon	名 [失語] **出力辞書**。
overt	形 [認心] **意識上の**。英和辞典では「明白な」「隠し立てのない」など。

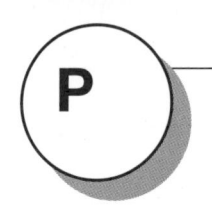

P

P600 　名 認心 event related potential（事象関連電位）の1つ。文法処理に対する脳内の電気活動を反映していると解釈されている。

palatal 　名 声韻 硬口蓋音。日本語では「キ」、「ギ」（硬口蓋閉鎖音）、「ヒ」（硬口蓋摩擦音）、「ニ」（硬口蓋鼻音）など。

paper 　名 基礎 論文、学術論文。→ study
☞ ちなみに、「原著論文」は original paper。日本語でもそのまま「ペーパー」という言い方をする場合が多い。たとえば「君、昨年学会発表した研究はその後どうなった？年内にペーパーにして投稿しなさい」などという具合に使用する。

paradigm
① 名 基礎 パラダイム。方法論。最近はそのまま日本語として用いられることが多い。
② 名 言語 語形変化（表）。

paradigmatic 　形 言語 連合的、系列的。2つ（以上）の要素が分立的あるいは排他的・選択的であること。英語 receive において、re- を置き換えた conceive、deceive、perceive、あるいは -ceive を置き換えた reply、report、return、revive などを、paradigmatic であるという（『現代言語学辞典』成美堂▷文献II.3）。
⇔ syntagmatic（統合的）

parahippocampal gyrus
名 解剖 海馬傍回。

paralinguistics 名 言語 パラ言語学、周辺言語学。人が情報を伝達しようとするとき、その言語行動に伴って起こる非言語的行動をパラ言語(paralanguage)と呼び、それを研究する分野を paralinguistics という(『現代言語学辞典』成美堂▷文献 II.3)。

parallel-distributed processing
名 認心 並列分散処理。

parapraxis 名 神心 錯行為。

parietal lobe 名 解剖 頭頂葉。

parsing 名 言語 文の解剖。文を構成要素に分析し、構成要素間の関係を明らかにすること。analysis of sentence(文の分析)ともいう。

part of speech 名 言語 品詞。「名詞」は noun、「動詞」は verb、「形容詞」は adjective、「副詞」は adverb など。

passive (voice) 名 言語 受動態。

past medical history
名 基礎 既往歴。

pathological 形 基礎 病的な。

pathology 名 医学 病理学。

patient ① 名 基礎 患者。発音に注意([péiʃənt])。
② 名 言語 被動作主、受動者。動詞の表す動作や出来事の変化を直接的に受

けるもの。名詞(句)の意味的役割を示す術語の1つで、動作主 (agent) などと並ぶ。他動詞をもつ能動態の文の主語となる名詞 (相当語句) であることが多い (『現代言語学辞典』成美堂▷文献II.3)。

penult 名 声韻 **第2尾音節**。2音節以上の語の最後から2番目の音節のこと。penultimate ともいう。発音注意 ([píːnʌlt])。→ ultima、antepenult

percent correct 名 基礎 百分率で表された正答率。

perception 名 神心 知覚。形 perceptual

perform 他動 基礎 (検査などを症例に) **実施する、用いる**。→ use、apply、conduct

performance 名 基礎 **成績**。英和辞典では、「実行」「遂行」。神経心理学では、患者の能力、検査における成績のことをさす場合が多い。

peripheral 形 医学 末梢の。⇔ central (中枢の)

perseveration 名 神心 保続。

personal pronoun 名 言語 人称代名詞。

phase 名 一般 相、時期、段階。

phoneme 名 声韻 **音素**。言語音を分析する際に、音素論の立場から分析できる最小の単位 (『現代言語学辞典』成美堂▷文献II.3)。形 phonemic

phoneme discrimination task
　　　　　名 神心 音素弁別課題。

phoneme-to-grapheme conversion rule
　　　　　名 読書 音素/書記素変換規則。日本語でいうと、/a/という音素が「あ」という文字に対応するという規則。

phonetic　　形 声韻 音声的な。

phonetic-motoric planning
　　　　　名 失語 音声・運動的企画。

phonogram　名 言語 表音文字、仮名文字。

phonological　形 声韻 音韻（論）的な。

phonological awareness
　　　　　名 認心 音韻意識。
> ☞ 通常人間が言語活動を行っているときには言語の音韻的側面についてとりわけ意識を働かせていないが、検査場面などで単語の逆唱を求められたり、しりとり遊びをしたりする時などには、音韻意識が必要となる。また、発話に比べ書字（とくに仮名）において、音韻意識が必要となる。従来モーラ分解とかモーラ抽出といわれてきた能力は、この音韻意識に含まれる。言語発達という視点から見ると、小児において音韻意識が育つのは3歳以降である。

phonological buffer
　　　　　名 認心 音韻バッファー。音韻情報を一時的に把持するための短期記憶のこと。

phonological cue

名 [失語] **音韻的キュー**。呼称障害に対する訓練テクニックの1つ。代表的なものは語頭音のヒント。

phonological dyslexia (alexia)

名 [読書] **音韻性失読**。

☞ 非語(nonword)の音読障害を中核的とする失読症。surface dyslexia(表層性失読)と相補的な関係をなすのは、deep dyslexia(深層性失読)よりも、むしろphonological dyslexiaである。この障害のメカニズムについては2つの説がある。1つはdual route(二重経路)理論に依拠する立場で、読みに関する2つの経路、lexical route(語彙経路)、nonlexical route(非語彙経路)のうち、nonlexical routeの障害によるとする説。もう1つは、phonological impairment hypothesis(音韻障害仮説)といわれる立場で、音韻性失読の背景には、phonological manipulation(音韻操作)全般の障害が存在するという立場である。

phonological lexicon

名 [認心] **音韻辞書**。phonological input lexiconは「音韻入力辞書」、phonological output lexiconは「音韻出力辞書」。

phonological loop

名 [認心] **音韻ループ**。
→ phonological buffer

phonological manipulation

名 [認心] **音韻操作**。

phonological paraphasia
　　　　　名 失語 音韻性錯語。

phonological short term memory
　　　　　名 認心 音韻的短期記憶。phonological buffer、phonological loop などと、ほぼ同一の機能をさす。電話番号や数列などを把持する短期の記憶のこと。

phonology 　名 声韻 音韻(論)。

picture description
　　　　　名 失語 情景画説明。

pilot study 　名 基礎 予備研究。本格的な研究に先立って行う予備調査的な試行。

plane 　名 一般 面。→ section

plausible 　形 一般 (話・議論などが) 妥当な、もっともらしい。

plosive 　名 声韻 破裂音。

polyglot 　形・名 言語 多言語使用の、多言語使用者。→ bilingual

population 　名 一般 母集団、群。

possessive (case)
　　　　　名 言語 → genitive (case)

post- 　接頭 一般 後の。たとえば postcentral gyrus は「中心後回」。⇔ pre- (前の)

posterior 　形 医学 後方の。⇔ anterior (前方の)

postlexical 　形 認心 語彙処理後の、語彙処理段階の

後の。⇔ sublexical（語彙処理前の）

postsemantic	形 認心 **意味処理後の**、意味処理段階の後の。⇔ presemantic（意味処理前の）
posttest	名 基礎 **ポストテスト**。直訳するなら「訓練後のテスト」。実験デザインで用いられる用語。ある訓練期が終了した後、一定の期間をおいて、訓練効果が維持されているかどうかを検証するために施行するテストのこと。⇔ pretest（プレテスト）
postulate	他動 一般 **主張する**、仮定する、前提とする。
potency	名 一般 **強さ**、勢い。
pragmatics	名 言語 **語用論**。形 pragmatic
praxis	名 神心 **行為**。
pre-	接頭 一般 **前の**。たとえば precentral gyrus は「中心前回」、predementia は「前認知症」。⇔ post-（後の）
preceding	名 基礎 **予稿集**。
predicate	名 言語 **述語**、述部。主語または主部について何かを陳述する部分。
prediction	名 一般 **予測**。
preliminary	形 基礎 **予備的な**。preliminary study は、「予備実験」。
premorbid	形 基礎 **病前の**。premorbid level は「病前の水準」。

preposition	名 言語 前置詞。
presemantic	形 認心 意味処理前の、意味処理段階より前の。⇔ postsemantic（意味処理後の）
pretest	名 基礎 プレテスト。訓練前テスト。⇔ posttest（ポストテスト）
primary	形 一般 主要な。
priming	名 認心 プライミング。 ☞ 元の意味は「起爆剤」。2つの刺激が時間的に前後して呈示された際に、前の刺激が、後の刺激の処理を促進させる現象。この場合、前刺激のことを prime、後刺激のことを target、前刺激から後刺激への促進効果のことを priming effect という。
probe	名 基礎 プローブ、調査、検査。たとえば、probe session といえば、検査前の予備的なセッションなどではなく、検査のための本番のセッションのことをさす。英和辞典を引くと、「探り針」「無人観測宇宙船」など。
procedure	名 基礎 手続き。論文の構成要素の1つ。method とほぼ同じ役割を担う。
processing	名 認心 （情報）処理。
profession	名 一般 職業。→ vocation
progressive	形 基礎 進行性の。
pronunciation	名 一般 発音。
pronoun	名 言語 代名詞。

propagation

propagation 名 認心 (信号の) 伝播。

proper name 名 言語 固有名詞。

property 名 一般 性質、特質。

propose 他動 基礎 主張する、提案する。
名 proposition

prosody 名 失語 プロソディ、韻律。
☞ 本来は言語学における韻律論上の用語だが、神経心理学の領域では、主として失語症者の発話における、発音・発話スピード・イントネーション・アクセントなど、複数の音素にまたがって生じるすべての音声上の特徴をひっくるめた現象をさしている。

prospective 形 基礎 前向きの。調査のプロトコールの1つ。ある時点から未来に向かって症例の経過などを追跡調査していく方法のこと。⇔ retrospective (後ろ向きの)

protocol 名 一般 プロトコール、実験の計画。

protract 他動 医学 突出させる。名 protraction
→ protrude ⇔ retract (引っ込める)

pseudo homophones
名 読書 同音擬似語。実在する単語のスペルを替えて作られた単語で、元の単語と同じ発音で読むことが可能だが、意味のない非語のこと。

☞ ただし、日本語の場合、そのような非語を作ることは不可能なので、通常カタカナ表記する語 (パソコン、インストールなど) を平仮名表記したもの (ぱそこん、いんすとーる)

> を同音擬似語の役割を担う素材として代用する場合がある。

pseudo word　　名 読書 偽単語。実在する単語のスペルを1文字入れ替えて作られた非語のこと。

pure agraphia　　名 読書 純粋失書。

pure dyslexia (alexia)
　　　　　　　名 読書 純粋失読。

purposeful　　形 一般 目的的な。

Q·R

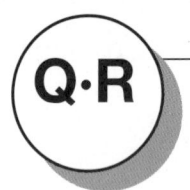

qualitative 形 基礎 質的な。⇔ quantitative（量的な）

quantitative 形 基礎 量的な、計量的な。

quotient 名 基礎 指数。発音に注意したい（[kwóuʃnt]）。例 intelligence quotient は「知能指数」、aphasia quotient は「失語指数」。

randomized 形 一般 ランダム化された、無作為化された。

rational 形 一般 合理的な、理にかなった。

read aloud 自動 失語 音読する。→ oral reading

real word 名 読書 実在語。

recovery 名 基礎 回復。

refer 他動 基礎 紹介される。
☞ 英和辞典では自動詞としての訳語「言及する」が先に掲載されていることが多いが、医学系論文では be ~ red の形で、「患者が病院などに紹介されて来院した」という意味で用いられることが多い。

reference 名 基礎 引用文献、参考文献。通常論文の最後にある。

referent 名 認心 指示対象、リファレント。symbol（記号）がさし示している対象（内容）のこと。

region	名 [基礎] 領域、部位。 ☞ スペルの似ている lesion（病巣）と間違えやすいので要注意。
regular word	名 [読書] 規則語。綴りと発音の対応が例外的ではない単語。
regularization error	名 [読書] 規則化の誤り。不規則綴りの単語を、勝手に規則的綴りの単語として読み替えてしまう誤り。
related	形 [一般] 関連する。
relevant	形 [一般] 妥当な、関連のある。
reliability	名 [一般・統計] 信頼性。
reorganization	名 [神心] 再編成。動 reorganize ☞ functional reorganization は機能再編成。機能回復および訓練法に関する重要な概念。
repeated measure	名 [統計] 反復測定。同一個体において複数回繰り返して特定のデータを測定すること。
repetition	名 [失語] 復唱。
representation	名 [基礎] 表象。心の中に思い描かれたもの。
residual	形 [基礎] 残存している、残余の。residual function は、「残存機能」。
response time	名 [基礎] 反応時間。RT と略記される場合がある。→ reaction time

result	名 基礎 (通例〜s；複数扱い) **結果**。論文の構成要素の1つ。
retract	他動 医学 **後退させる、引っ込める**。⇔ protract（突出させる） 名 retraction
retrieval	名 認心 **回収**。大脳に貯蔵された膨大な長期記憶の中から、その時に必要な項目を取り出してくる処理過程。
retrospective	形 基礎 **後ろ向きの**。調査のプロトコールの1つ。ある時点から過去にさかのぼって症例の経過などを調査していく方法のこと。⇔ prospective（前向きの）
reversible sentence	名 言語 **可逆文**。⇔ irreversible sentence（非可逆文）
rhyme	名 言語 **押韻**。韻を踏むこと。形 rhyming（韻を踏んでいる）
rhyme judgement	名 認心 **ライムジャッジメント、押韻判定**。呈示された2つの語が互いに韻を踏んでいるかどうかを答える課題。刺激語は絵で呈示される場合が多いが、文字呈示されることもある。 ☞ まれに聴覚呈示で検査する場合があるが、その場合、何を測定したのかという点について注意が必要。
right-handed	形 基礎 **右利きの**。→ dextral ⇔ left-handed（左利きの）
robust	形 神心 **障害されにくい**。元来の意味は「強健な」「がっしりした」。⇔ vulnerable（弱い、障害されやすい）

role	名 一般・言語 役割。
rostral	形 医学 吻側の。⇔ caudal（尾側の）
rudimentary	形 一般 未発達の、発育不全の。
rule out	他動 医学 除外する。→ exclude

S

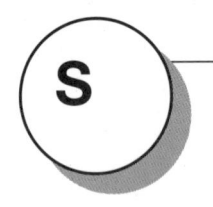

sagittal	形 解剖 矢状面の。sagittal section は「矢状断面」。
salient	形 一般 顕著な、突出した。
schwa	名 声韻 あいまいな母音。
SD	略 統計 → standard deviation
section	名 一般 断面。→ plane
segment	名 基礎 分節。形 segmental
self correction	名 基礎 自己修正。
semantic	形 言語 意味(論)的な。
semantic cue	名 失語 意味的キュー（ヒント）。

☞ phonological cue（音韻的キュー）に対する。失語症者が呼称に失敗したとき、「それは果物ですよ」「赤いものですよ」などと、目標語の意味内容に関するヒントを与えることとされる。しかし、実際にはこれは目標語の「意味」を与えていることにはならない。呼称の場合、意味はすでに「絵」という記号を通して与えられている。一般に意味的キューとよばれているものは、実は目標語の意味の一部を言語（音声）を通して与えているのである。したがって、厳密には語彙的キューとでもいうべきものである。

semantic feature 名 言語 意味素性。

> ☞ 言語学辞典を引くと、難解な説明があり、意味するところも1つではないようだが、神経心理学領域の文献で出現する場合には、ほとんどが semantic component（意味成分）と同義。語彙素 (lexeme) の意味を分析した単位。もともと音素を弁別素性 (distinctive feature) に分析する試みがあって、意味素性という考え方はそのアナロジーである。たとえば、「虎」という語は、「動物」「四足」「肉食」などという意味成分に分析される。ちなみに、これらの意味素性は、絶対的に決まっているわけではない。

semantic memory
名 認心 意味記憶。

semantic paraphasia
名 失語 意味性錯語。語性錯語の中で、意味論的に関連の深いと考えられる語へ置き換わったものをとくに意味性錯語と呼ぶ。例 「犬」→「猫」、「手」→「足」など。

semantic priming
名 認心 意味的プライミング。→ priming

semantic role 名 言語 意味役割。名詞は格助詞が接続することによって、一定の意味役割を担う。たとえば、日本語では「が」を伴う名詞句は動作主、「を」を伴う名詞句は動作の対象、「で」を伴う名詞句は場所や手段、など。

semantics 名 言語 意味論。

senile 形 一般 老年期の。senile dementia は

「老年期認知症（痴呆症）」。発音注意（[síːnail]）、「セニール」ではない。
⇔ adolescent（青年期の）

sensory motor system
名 基礎 感覚運動システム。

sequence
名 一般 連続、順序。

severity
名 基礎 重症度。発音注意（[sivérəti]）、「シビアリティ」ではない。形 severe

shallow
形 基礎（適切な日本語訳なし）
☞ 英和辞典による訳語は「浅はかな」「表面的な」。しかし、神経心理学領域では、shallow orthography という形で出現することがある。要するに、スペイン語のように綴りと音との対応が規則的な正書法のことをいう（かなり特殊な使い方である）。

signal
名 認心 信号。⇔ noise（雑音）

significant
形 統計 有意な。⇔ not significant (NS)

similar
形 一般 類似の。

single case study
名 基礎 単一事例研究。→ single subject design、single subject experiment

sinistral
形 一般 左利きの。→ left-handed
⇔ dextral（右利きの）

small letter
名 一般 小文字。→ lower case

spare
名 基礎 保存する。
☞ 英和辞典には「〜をなしですます」「〜を取っておく」などの訳語が記載

されている。神経心理学領域では、ほとんど過去分詞(spared)で用いられ、「保たれている」「損傷を免れている」という意味をなす。

sparse 形 一般 少ない、点在する。
⇔ dense（密集した）

spatial 形 一般 空間の。発音に注意([speiʃəl])、「スパティアル」ではない。

spatiotemporal 形 神心 空間的時間的。

specific 形 基礎 特異的な、限局的な。
☞ modality specific（モダリティ特異的）、category specific（カテゴリー特異的）、domain specific（領域特異的）、task specific（課題特異的）などという形で用いられる。

specify 他動 一般 特定する。

spectral 形 一般 周波数の。

speculate 他動 基礎 推測する。名 speculation
☞ しばしば学会場で発表者が質問を受け、答えに窮し「これはあくまで私のスペキュレーションですが……」などと発言している。

splenium of corpus callosum
名 解剖 脳梁膨大。古典型純粋失書の責任病巣として重要。

spontaneous recovery
名 神心 自然回復、自然治癒。

spontaneous speech

名 失語 **自発話**。spontaneousの発音注意（[spɑntéiniəs]）。失語症研究における重要な用語だが、その定義は研究者によって若干異なる。

> ☞ 以下、自発話に関する定義の例を示す。"(a) semi-spontaneous speech, as elicited by situational pictures (e.g., Cookie Theft); (b) semi-spontaneous speech elicited by role-playing; (c) spontaneous speech in a conversation or dialogue, usually between the patient and his/her spouse, speech therapist, or someone else who is well acquainted with the patient; (d) spontaneous speech elicited by an interview with open questions, in which the interviewer maintains a normal, informal conversational mood and gives the patient the opportunity to talk as much as possible without being interrupted." (Prins, et al. 2004 ▷ 文献 I . 9. 10)

standard deviation

名 統計 **標準偏差**。

stem

名 言語 **語幹**。英和辞典では、「茎」「幹」など植物の器官が最初に掲載されている。

stimulus

名 基礎 **刺激**。複 stimuli

stop

名 声韻 **閉鎖音**。

storage

名 認心 **貯蔵**。発音注意（[stɔ:ridʒ]）。「ストレージ」は和製英語。

store

他動 認心 （情報などを）**貯蔵する**。

strategy	名 神心 方略、ストラテジー。
stroop task	名 認心 ストループ課題。 ☞ ある刺激が2つの情報を担っていて、一方の情報に対して注意が引き付けられやすいという状況下で、それに対する注意を抑制して、他方の情報を処理する課題。たとえば、色つきの数字に対して、その数字の表す数の音読ではなく、文字の色名の呼称を求める課題など。
study	名 基礎 研究、調査、研究論文。→ paper
subject	① 名 基礎 対象、症例。 ② 名 言語 主語。
subject-cleft sentence	名 言語 主語を強調した分裂文。 → cleft sentence
subjective (case)	名 言語 → nominative (case)
sublexical	形 認心 サブレキシカル。nonlexical とほぼ同義。語彙処理を伴わないという意味。なぜ sub かというと、意味レベルが最上位に位置し、その下に語彙レベル、さらに下に音韻レベルがあるという情報処理モデルが背景に存在するからである。
subordinate	名 言語 下位概念。例 「果物」という概念に対して、「りんご」「みかん」などは下位概念である。
substantive	① 名 言語 実詞。ほぼ名詞に相当すると考えてよい。 ② 形 一般 実質的な。

substitution	名 失語・声韻 置換、置き換え。
substrate	名 一般 実態。しばしば神経心理学領域の論文では、ある機能の基盤となる物質的根拠 (すなわち脳内基盤) という意味で用いられる。
subtraction	名 一般 引き算、減算。
suffer	他動 基礎 (損傷、障害を) こうむる。→ sustain
suggest	他動 基礎 示唆する。be ~ed の形で「~が示唆される」。
summary	名 基礎 要約、まとめ。通常論文の最後に配置される。→ abstract
super ordinate	名 言語 上位概念。例「りんご」「みかん」に対して、「果物」は上位概念。
suppress	他動 一般 抑制する。名 suppression
supramarginal gyrus	名 解剖 縁上回。伝導失語の責任病巣として重要視されている。
suprasegmental	形 言語 超分節的な。複数の分節間にまたがって関係する。たとえば、プロソディは、発話における suprasegmental な要素である。
surface dyslexia	名 読書 表層性失読。 ⇔ phonological dyslexia (音韻性失読) ☞ ①例外綴り語の音読困難、②非語の音読が可能、③語頻度効果あり、④語彙性効果は認められない、などの特徴をもつ。

sustain	他動 基礎 (損傷、障害を) こうむる。→ suffer
syllabary	名 言語 音節表。日本語では五十音表が相当する。
syllabification	① 名 言語 分節法。語を音節に分割すること。 ② 名 言語 分綴法。語の綴りを音節に分割すること。
syllable	名 声韻 音節。切れ目なく一気に発音される1つ以上の単音の連続したもので、言語の音声面の単位。1音節で1語を形成することも多いが、語よりは小さい単位である。学問的に統一された定義はまだない (『現代言語学辞典』成美堂▷文献 II.3)。
symbol	名 認心 記号。
symptom	名 医学 症候。
synonym	名 言語 同義語。
synonymy judgement	名 認心 同義語判断テスト。対呈示される2つの単語が同義語であるかどうかを判断するテスト。呈示モダリティ (聴覚、視覚) は問わない。
syntagmatic	形 言語 統合的。2つ以上の要素が連結的であること。
syntax	名 言語 統語 (論)。文法 (grammar) の下位分野の1つ。文 (sentence) を構成する要素の配列様式と、その機能の解明をおもな目的とする分野 (『現代言語学

辞典』成美堂▷文献 II. 3)。**形** syntactic　syntactic rule は「統語規則」。

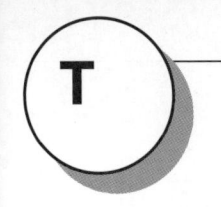

table	名 基礎 表。figure（図）とともに、論文を構成する不可欠な要素。
target word	名 基礎 目標語。
TBI	略 医学 → traumatic brain injury
TCM	略 神心 → transcortical motor aphasia
TCS	略 神心 → transcortical sensory aphasia
temporal	①形 解剖 側頭葉の。 ②形 一般 時間の。対概念としてspatial（空間の）。両方をつなげてtemporospatialといえば「時間的空間的な」という意味になる。
temporal pole	名 解剖 側頭極。
texture	名 認心 テクスチャー、肌理（きめ）。「きめが細かい」とか「粗い」などという場合の「きめ」である。視覚情報において重要な要素とされる。affordance（アフォーダンス）の理論におけるキーワードでもある。
thalamus	名 解剖 視床。
theme	名 言語 主題。
thesaurus	名 言語 シソーラス、語彙分類集。日本にも「分類語彙表」（国立国語研究所資料集6 1964）がある。

threshold	名 [基礎] 閾値。
time step	名 [認心] タイムステップ。ニューラルネットワークにおける計算処理の1段階。
tip-of-tongue	名 [認心] 舌端現象。ある単語が喉まで出かかっているのに出ない現象。
top-down	名 [認心] トップダウン（処理）。認知処理過程の1つ。入力情報に対する詳細な分析の途中の段階から、可能性の高い対象がいくつか活性化され、絞り込まれる処理。⇔ bottom up ［ボトムアップ（処理）］
TOT	略 [認心] → tip-of-tongue
training	名 [基礎] → treatment
transcortical	形 [失語] 超皮質性〜。古典論における失語分類学上重要な用語。→ transcortical motor aphasia、transcortical sensory aphasia
transcortical motor aphasia	名 [失語] 超皮質性運動失語。
transcortical sensory aphasia	名 [失語] 超皮質性感覚失語。
transposition	名 [失語・声韻] 転置。例 「えんぴつ」を"えんうぴ"と発話した場合、その誤りは transposition に分類される。→ metathesis
traumatic brain injury	名 [医学] 外傷性脳損傷。

treatment	名 基礎 治療、訓練。 → training、remediation
trial	名 基礎 試行。
triangle model	名 認心 トライアングルモデル。ニューラルネットワークモデルの1つ。DRCモデルと異なり、読みの情報処理を単一経路でシミュレートしており、「辞書」も「非語彙経路」もない。
trochee	名 言語 長短格、強弱格。発音注意（[trouki:]）。形 trochaic
t-test	名 統計 t検定。平均値の差の検定。paired t-test は「対応のあるt検定」。
two-tailed	形 統計 両側検定の。
two-way analysis of variance	名 統計 二元配置分散分析。
typical	形 一般 典型的な。

U

ultima
名 声韻 尾音節。2音節以上の語の最後の音節のこと。ultimate ともいう。

unequivocal
形 一般 明白な、あいまいでない。
副 unequivocally

unilateral
形 医学 一側性の。
⇔ bilateral（両側性の）

unmarked
形 言語 無標の。有声 vs.無声、単数 vs.複数など、対立する語の特徴がないことをさす。⇔ marked（有標の）

unrelated
形 一般 非関連の、無関連の。

update
他動 認心 アップデートする、更新する。記憶に関連して用いられることが多い用語。作動記憶をいったんリセットし、次の処理に移ること。たとえば、いくつ呈示されるかわからない数字を聞いて、最後の4桁を復唱するという課題では、被験者はたえず最後の4桁の記憶を更新しなくてはならない。

upper case
名 一般 大文字。⇔ lower case
→ capital letter、case

utterance
名 一般・言語 発話。

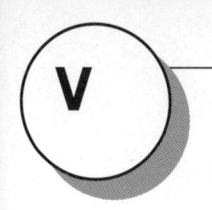

validity	名 一般 妥当性。形 valid
variable	名 統計 変数。
VD	略 医学 → ventricular dilatation
vegetative	形 医学 植物性の。自律神経系で司られている機能のことを植物機能と呼ぶ。呼吸、脈拍、血圧などの調節系。vegetative state（植物状態）という用語もここからきている。
velar	名 声韻 軟口蓋音。/k/、/g/など。
ventral	形 医学 腹側の。⇔ dorsal（背側の）
ventricular dilatation	名 医学 脳室拡大。VDと略記する場合がある。
verb	名 言語 動詞。「他動詞」は transitive verb、「自動詞」は intransitive verb。
verb phrase	名 言語 動詞句。
verbal paraphasia	名 失語 語性錯語。
verification	名 一般 照合。→ matching
vertical	形 一般 垂直な。
visual	形 神心 視覚の。

visual input lexicon
名 認心 視覚入力辞書。

visual sketch pad
名 認心 視覚的スケッチパッド。
☞working memory(作動記憶)の理論において、phonological loop(音韻ループ)と対をなす概念。脳内で、視覚情報を一時的に記憶(格納)しておく装置のこと。

vocation 名 基礎 職業。→ profession

voice 名 言語 態。受動態、能動態など。

voiced 名 声韻 有声音。

voiceless 名 声韻 無声音。

voiceless fricatives
名 声韻 無声摩擦音。

volitional 形 神心 随意的な、意図的な。
☞voluntary、purposefulなどとほぼ同義。失行を論ずる際に必ず登場する用語。automatic-voluntary dissociationといえば、「自動性と意図性の乖離」。

voluntary 形 神心 → volitional

vowel 名 声韻 母音。

VP 略 言語 → verb phrase

vulnerable 形 神心 弱い、攻撃されやすい。要するに、損傷に対して脆弱であるということ。⇔ invulnerable、robust(障害されにくい) 名 vulnerability

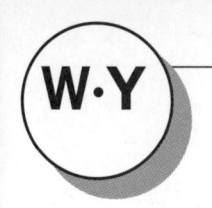

weight 名 認心 重み。ニューラルネットワークにおける、ユニットどうしの結びつきの強さ。

within-subject factor
名 統計 被験者内要因。
⇔ between-subject factor（被験者間要因）

word association 名 神心 語連想。

word fluency 名 神心 語の流暢性。たとえば、「あ」で始まる言葉を制限時間内に何語想起できるか、「動物」の名前を制限時間内に何語想起できるか、などをテストして測定する。

word form 名 認心 語型。認知神経心理学領域では、単語の情報処理における、語彙レベルの情報のことをさしている。

word form deafness
名 認心 語型聾。
☞ 症状を列挙すると、(1)聞いた単語に関して、語音の認知・音韻の認知が可能であるにもかかわらず、単語としての「既知感」がない、(2)語彙判断テストで低下を示す、など。

word frequency 名 読書 語頻度。一定のデータベースに準拠して調査された単語の出現頻度のこと。

word meaning deafness
　　　名 認心 意味聾。
　　　☞ 症状を列挙すると、(1)聞いた単語に関して、語音の認知・音韻の認知が可能であり、また、単語としての「既知感」があるにもかかわらず、意味がわからない、(2)聞いてわからない単語を文字で示されると即座に理解可能、(3)語彙判断は可能、など。

word retrieval 名 失語 語の回収、語想起。

word sound deafness
　　　名 認心 語音聾。語音弁別の障害。2つの語音の異同判断検査で検出される障害。

word-length effect
　　　名 認心 単語長効果。音読や復唱などの課題において、単語が長くなるほど成績が低下する現象のこと。

work　　　自動 一般 (訓練などが)効く。機能する。

working memory
　　　名 認心 作動記憶。

writing to dictation
　　　名 基礎 書き取り。→ dictation

written naming 名 失語 書称。written picture naming という場合もある。

yield　　　他動 一般 (結果などを)もたらす。

文　献

Ⅰ. 論文

1. 呼称障害・語彙処理

1) Beeson, P.M., Holland, A.L. & Murray, L.L. : Naming famous people : An examination of tip-of-the-tongue phenomena in aphasia and Alzheimer's disease. Aphasiology, 11 : 323–336, 1997.

2) Caramazza, A. : How many levels of processing are there in lexical access? Cogn. Neuropsychol., 14 : 177–208, 1997.

3) Catherine, B., Lévi, B., Dupoux, E. : An influence of syntactic and semantic variables on word form retrieval. Cogn. Neuropsychol., 20 : 163–188, 2003.

4) Coelho, C.A., McHugh, R.E. & Boyle, M. : Semantic feature analysis as a treatment for aphasic dysnomia : A replication. Aphasiology, 14 : 133–142, 2000.

5) Fridriksson, J., Holland, A.L., Beeson, P., et al. : Spaced retrieval treatment of anomia. Aphasiology, 19 : 99–109, 2005.

6) Kulke, F. & Blanken, G. : Phonological and systatic influence on semantic misnamings in aphasia. Aphasiology, 15 : 3–15, 2001.

7) Li, E.C. & Williams, S.E. : The efficacy of two types of cues in aphasic patients. Aphasiology, 3 : 619–626, 1989.

8) Mayer, J.F. & Murray, L.L. : Functional measures of naming in aphasia : Word retrieval in confrontation naming versus connected speech. Aphasiology, 17 : 481–497, 2003.

文献

9) Rsymer, A.M., Maher, L.M., Foundas, A.L., et al. : Analysis of lexical recovery in an individual with acute anomia. Aphasiology, 14 : 901–910, 2000.
10) Shapiro, K., Shelton, J. & Caramazza, A. : Grammatical class in lexical production and morphological processing. Evidence from a case of fluent aphasia. Cogn. Neuropsychol., 17 : 665–682, 2000.
11) Yasuda, K., Nakamura, T., Beckman, B. : Brain processing of proper names. Aphasiology, 14 : 1067–1089, 2000.

2. 音韻処理

1) Aichert, I. & Ziegler, W. : Segmental and metrical encoding in aphasia : Two case reports. Aphasiology, 18 : 1201–1211, 2005.
2) Kendall, D.L., McNeil, M.R., Shaiman, S., et al. : Phonemic encoding of infrequent articulatory phonemic transition. Aphasiology, 19 : 39–52, 2005.
3) Martin, N. & Saffran, E.M. : The relationship of input and output phonological processing : An evaluation of models and evidence to support them. Aphasiology, 16 : 107–150, 2002.
4) Shallice, T., Rumiati, R. & Zadini, A. : The selective impairment of the phonological output buffer. Cogn. Neuropsychol., 17 : 517–546, 2001.

3. 失読・失書

1) Caccappolo -van Vliet, E., Milzzo, M. & Stern, Y. : Phonological dyslexia without phonological impairment. Cogn. Neuropsychol., 21 : 820–839, 2004.
2) Coltheart, M. & Coltheart, V. : Reading comprehension is not exclusively reliant upon phonological rep-

resentation. Cogn. Neuropsychol., 14 : 167–175, 1997.
3) Cuetos, F. & Labos, E. : The autonomy of the orthographic pathway in a shallow language : Data from an aphasic patient. Aphasiology, 15 : 333–342, 2001.
4) Friedman, R.B. & Lott, S.N. : Successful blending in a phonological reading treatment for deep dyslexia. Aphasiology, 16 : 355–372, 2002.
5) Graham, N.L., Patterson, K. & Hodges, J.R. : The emergence of jargon in progressive fluent dysgraphia. The widening gap between target and response. Cogn. Neuropsychol., 18 : 343–361, 2001.
6) Hanley, J.R. & Peters, S. : Allograph errors and impaired access to graphic motor codes in a case of unilateral agraphia of the dominant left hand. Cogn. Neuropsychol., 18 : 307–321, 2001.
7) Harm, M.W. & Seidenberg, M.S. : Are there orthographic impairment in phonological dyslexia? Cogn. Neuropsychol., 18 : 71–92, 2001.
8) Hillis, A.E., Kane, A., Barker, P., et al. : Neural substrates of the cognitive processing underlying reading : Evidence from magnetic resonance perfusion imaging in hyperacute stroke. Aphasiology, 15 : 919–931, 2001.
9) Ihori, N., Kashiwagi, T., Kashiwagi, A., et al. : Jargonagraphia in Kanji and Kana in a Japanese crossed Wernicke's aphasic. Brain Lang., 47 : 197–213, 1994.
10) Kawamura, M., Hirayama, K., Hasegawa, K., et al. : Alexia with agraphia of Kanji (Japanese morphogram). J. Neurol. Neurosurg. Psychiat., 50 : 1125–1129, 1987.
11) Majerus, S., Lekeu, F., Linden, M.V., et al. : Deep dysphasia. Further evidence on the relationship between phonological short-term memory and language processing impairments. Cogn. Neuropsychol., 18 :

385–410, 2001.
12) McKeeff, T. J. & Behrmann, M. : Pure alexia and covert reading : Evidence from stroop tasks. Cogn. Neuropsychol., 21 : 443–458, 2004.
13) Newton, P.K. & Barry, C. : Concreteness effects in word production but not word comprehension in deep dyslexia. Cogn. Neuropsychol., 14 : 481–509, 1997.
14) Patterson, K., Suzuki, T. & Wydell, T.N. : Interpreting a case of Japanese phonological alexia. The key is in phonology. Cogn. Neuropsychol., 13 : 803–822, 1996.
15) Sasanuma, S., Ito, H., Patterson, K., et al. : Phonological Alexia in Japanese. A case study. Cogn. Neuropsychol., 13 : 823–848, 1996.
16) Soma, Y., Sugishita, M., Kitamura, K., et al. : Lexical agraphia in the Japanese language. Pure agraphia for kanji due to left posteroinferior temporal lesions. Brain, 112 : 1549–1561, 1989.
17) Weekens, B., Coltheart, M. & Gordon, E. : Deep dyslexia and right hemisphere reading : A regional cerebral blood flow study. Aphasiology, 11 : 1139–1158, 1997.

4. ニューラルネットワーク

1) Besner, D. & Roberts, M.A. : Reading nonwords aloud : Results requiring change in the dual route cascaded model. Psychon. Bull. Rev., 10 : 398–404, 2003.
2) Coltheart, M., Curtis, B., Atkins, P., et al. : Models of reading aloud. Dual-route and parallel-distributed-processing approaches. Psychol. Rev., 100 : 589–608, 1993.
3) Foygel, D. & Dell, G.S. : Models of impaired lexical access in speech production. J. Mem. Lang., 43 : 182–

216, 2000.
4) Hanley, J.R., Kay, J. & Edwards, M. : Imagiability effects, phonological errors, and the relationship between auditory repetition and picture naming : Implications for models of auditory repetition. Cogn. Neuropsychol., 19 : 193–206, 2002.
5) Hanley, J.R., Dell, G.S., Kay, J., et al. : Evidence for the involvement of a nonlexical route in repetition of familiar words : A comparison of single and dual route models of auditory repetition. Cogn. Neuropsychol., 21 : 147–158, 2004.
6) Lambon Ralph, M.A., Moriaty, L. & Sage, K. : Anomia is simply a reflection of semantic and phonological impairments : Evidence from a case-series study. Aphasiology, 16 : 56–82, 2002.
7) Ruml, W. & Caramazza, A. : Interactivity and Continuity in normal and aphasic language production. Cogn. Neuropsychol., 22 : 131–168, 2005.

5. 意味記憶・カテゴリー特異性

1) Buxbaum, L. J., Schwartz, M.F. & Carew, T.G. : The role of semantic memory in object use. Cogn. Neuropsychol., 14 : 219–254, 1997.
2) Capitani, E., Laiacona, M., Mahon, B., et al. : What are the facts of semantic category-specific deficits? A clitical review of the clinical evidence. Cogn. Neuropsychol., 20 : 213–261, 2003.
3) Farah, M. J. & Rabinowitz, C. : Genetic and environmental influence on the organization of semantic memory in the brain : Is "living things" an innate category? Cogn. Neuropsychol., 20 : 401–408, 2003.
4) Gauthier, I., James, T.W., Curby, K.M., et al. : The influence of conceptual knowledge on visual discrimi-

nation. Cogn. Neuropsychol., 20 : 507–523, 2003.
5) Kay, J. & Hanley, J.R. : Person-specific knowledge and knowledge of biological categories. Cogn. Neuropsychol., 16 : 171–180, 1999.
6) Marschall, R.M., Freed, D.B. & Karow, C.M. : Learning of subordinate category names by aphasic subjects : A comparison of deep and surface-level training methods. Aphasiology, 15 : 585–598, 2002.
7) Martin, A. & Weisberg, J. : Neural foundations for understanding social and mechanical concepts. Cogn. Neuropsychol., 20 : 575–587, 2003.
8) Price, C. J., Noppeney, U. & Phillips, J. : How is the fusiform gyrus related to category-specificity? Cogn. Neuropsychol., 20 : 561–574, 2003.
9) Turnbull, O.H. & Laws, K.R. : Loss of stored knowledge of object structure : Implications for "category specific" deficits. Cogn. Neuropsychol., 17 : 365–389, 2000.
10) Tyler, L.K., Bright, P., Dick, E., et al. : Do semantic categories activate distinct cortical regions? Cogn. Neuropsychol., 20 : 541–559, 2003.

6. 交叉性失語

1) Alexander, M.P. & Annett, M. : Crossed aphasia and related anomalies of cerebral organization. Brain Lang., 55 : 213–239, 1996.
2) Coppens, P. & Hungerford, S. : Crossed aphasia : Two new cases. Aphasiology, 15 : 827–854, 2001.
3) Osmon, D.C., Panos, J., Kautz, P., et al. : Crossed aphasia in dextral : A test of the Alexander-Annett theory of anomalous organization of brain function. Brain Lang., 63 : 426–438, 1998.
4) Sweet, E.W.S., Panis, W. & Levine, D.N. : Crossed

Wernicke's aphasia. Neurology, 34 : 475-479, 1984.

7. 右半球

1) Fassbinder, W. & Tompkins, C.A. : Slowed lexical-semantic in individuals with right hemisphere brain damage? Aphasiology, 15 : 1079-1090, 2001.
2) Karow, C.M., Marquardt, T.P. & Marshall, R.C. : Affective processing in left and right hemisphere brain-damaged subjects with and without subcortical involvement. Aphasiology, 15 : 715-729, 2001.
3) Moore, W.H. Jr. : The role of right hemispheric information processing strategies in language recovery in aphasia : An electroencephalograchic investigation of hemispheric alpha asymmetries in normal and aphasic subjects. Cortex, 20 : 193-205, 1984.
4) Myers, P.S. : Toward a definition of RHD syndrome. Aphasiology, 15 : 913-918, 2001.
5) Tompkins, C.A. & Baumgaertner, A. : Suppression and discourse comprehension in right brain-damaged adults. Aphasiology, 11 : 505-519, 1997.

8. 計算障害

1) Cohen, L. & Dahaene, S. : Calculating without reading : Unsuspected residual abilities in pure alexia. Cogn. Neuropsychol., 17 : 563-583, 2000.
2) Delazer, M. & Butterworth, B. : A dissociation of number meanings. Cogn. Neuropsychol., 14: 613-636, 1997.
3) Girelli, L. & Seron, X. : Rehabilitation of number processing and calculation skills. Aphasiology, 15 : 695-712, 2001.
4) Pillon, A. & Pesenti, M. : Calculating without reading?

Comments on Cohen and Dehaene (2000). Cogn. Neuropsychol., 18 : 275-284, 2001.

9. 文法・マッピング・会話分析

1) Bastiaanse, R., Edwards, S., Mass, E., et al. : Assessing comprehension and production of verbs and sentences : The Verb and Sentence Test (VAST). Aphasiology, 17 : 49-73, 2003.
2) Boles, L. & Bombard, T. : Conversational discourse analysis : Appropriate and useful sample sizes. Aphasiology, 12 : 547-560, 1998.
3) Booth, S. & Perkins, L. : The use of conversation analysis to guide individualized advice to carers and evaluate change in aphasia : A case study. Aphasiology, 13 : 283-303, 1999.
4) Coelho, C.A. & Flewellyn, L. : Longitudinal assessment of coherence in an adult with fluent aphasia : A follow-up study. Aphasiology, 17 : 173-182, 2003.
5) Halliwell, J.F. : Korean agrammatic production. Aphasiology, 14 : 1187-1203, 2000.
6) Havik, E. & Bastiaanse, R. : Omission of definite and indefinite articles in the spontaneous speech of agrammatic speakers with Broca's aphasia. Aphasiology, 18 : 1093-1102, 2004.
7) Honda, R., Mitachi, M. & Watamori, T. : Production of discourse in high-functioning individuals with aphasia — with reference to performance on the Japanese CADL. Aphasiology, 13 : 475-493, 1999.
8) Marschall, J. : The mapping hypothesis and aphasia therapy. Aphasiology, 9 : 517-539, 1995.
9) Van Petten, C. & Bloom, P. : Speech boundaries, syntax and the brain. Nat. Neurosci., 2 : 103-104, 1999.
10) Prins, R. & Bastiaanse, R. : Review. Analysing the

spontaneous speech of aphasic speakers. Aphasiology, 18 : 1075–1091, 2004.
11) Ruigendijk, E. & Bastiaanse, R. : Two characteristics of agrammatic speech : Omission of verbs and omission of determiners, is there a relation? Aphasiology, 16 : 383–395, 2002.
12) Saffran, E.M., Schwartz, M.F. & Marin, O.S. : The word order problem in agrammatism. Ⅱ. Production. Brain Lang., 10 : 263–280, 1980.
13) Schneider, S.L. & Thompson, C.K. : Verb production in agrammatic aphasia : The influence of semantic class and argument structure properties on generalization. Aphasiology, 17 : 213–241, 2003.
14) Schwartz, M.F., Saffran, E.M., Fink, R. B., et al. : Mapping therapy : A treatment programme for agrammatism. Aphasiology, 8 : 19–54, 1994.

10. 小児失語

1) Hout, A.V. & Lyon, G. : Wernicke's aphasia in a 10-year-old boy. Brain Lang., 29 : 268–285, 1986.
2) Paquier, P. & Van Dongen, H.R. : Current trends in acquired childhood aphasia : An introduction. Aphasiology, 7 : 421–440, 1993.
3) Pitchford, N. J., Funnell, E., Ellis, A.W., et al. : Recovery of spoken language processing in a 6-year-old child following a left hemispheric stroke : A longitudinal study. Aphasiology, 11 : 83–102, 1997.

11. バイリンガル

1) Fabbro, F. : The bilingual brain : Bilingual aphasia. Brain Lang., 79 : 201–210, 2001.
2) Lalor, E. & Kirsner, K. : The role of cognates in bilin-

gual aphasia : Implications for assessment and treatment. Aphasiology, 15 : 1047–1056, 2001.

12. 事象関連電位

1) Auther, L.L., Wertz, R.T., Miller, T.A., et al. : Relationship among the mismatch negativity (MMN). response, auditory comprehension, and site of lesion in aphasic adults. Aphasiology, 14 : 461–470, 2000.
2) Pettigrew, C.M., Murdoch, B.E., Kei, J., et al. : The mismatch negativity (MMN) response to complex tones and spoken words in individuals with aphasia. Aphasiology, 19 : 131–163, 2005.
3) Steinhauer, K., Alter, K. & Friederici, A.D. : Brain potentials indicate immediate use of prosodic cues in natural speech processing. Nat. Neurosci., 2 : 191–196, 1999.
4) Wertz, R.T., Auther, L.L. & Burch-Sims, G.P., et al. : A comparison of the mismatch negativity (MMN) event-related potential to tone and speech stimuli in normal and aphasic adults. Aphasiology, 12 : 499–507, 1998.

13. 記憶

1) Freedman, M.L. & Martin, R.C. : Dissociable components of short-term memory and their relation to long-term learning. Cogn. Neuropsychol., 18 : 193–226, 2001.
2) Schacter, D.L. : The cognitive neuropsychology of false memories : Introduction. Cogn. Neuropsychol., 16 : 193–195, 1999.
3) Wright, H.H. & Newhott, M. : Revised inference processing as a measure of the working memory-pro-

cessing relationship. Aphasiology, 15 : 1069–1077, 2001.

14. 訓練

1) Conley, A. & Coelho, C.A. : Treatment of word retrieval impairment in chronic Broca's aphasia. Aphasiology, 17 : 203–211, 2003.
2) Goldenberg, G., Dettmers, H., Grothe, C., et al. : Influence of linguistic and non-linguistic capacities on spontaneous recovery of aphasia and on success of language therapy. Aphasiology, 8 : 443–456, 1994.
3) Hinckley, J. J., Patterson, J.P. & Carr, T.H. : Differential effects of context- and skill-based treatment approaches : Preliminary findings. Aphasiology, 15 : 463–476, 2001.
4) Kiran, S., Thompson, C.K. & Hashimoto, N. : Training grapheme to phoneme conversion in patients with oral reading and naming deficits : A model-based approach. Aphasiology, 15 : 855–876, 2001.
5) Kiran, S. : Training grapheme to phoneme conversion for patients with written and oral production : A model-based approach. Aphasiology, 19 : 53–76, 2005.
6) Kotten, A. : Therapy of neologistic jargon aphasia : A case report. Br. J. Disord. Commun., 17 : 61–73, 1982.
7) Riddoch, M. J., Humphreys, G.W., Burroughs, E., et al. : Cueing in a case of neglect : Modality and automaticity effects. Cogn. Neuropsychol., 12 : 605–621, 1995.
8) Wambaugh, J.L., Linebaugh, C.W., Doyle, P. J., et al. : Effects of two cueing treatment on lexical retrieval in aphasic speakers with different levels of deficits. Aphasiology, 15 : 933–950, 2001.

文 献

9) Wambaugh, J.L. : A comparison of the relative effects of phonemic and semantic cueing treatments. Aphasiology, 17 : 433–441, 2003.
10) Worrall, L.A. & Yiu, E. : Effectiveness of functional communication therapy by volunteers for people with aphasia following stroke. Aphasiology, 14 : 911–924, 2000.
11) Yampolsky, S. & Waters, G. : Treatment of single word oral reading in an individual with deep dyslexia. Aphasiology, 16 : 455–471, 2002.

15. 解剖

1) Ardila, F., Benson, D.F. & Flynn, F.G. : Participation of the insula in language. Aphasiology, 11 : 1159–1169, 1997.
2) Ardila, F. : The role of insula in language : An unsettled question. Aphasiology, 13 : 79–87, 1999.
3) Flynn, F.G., Benson, D.F. & Ardila, A. : Anatomy of insula-functional and clinical correlates. Aphasiology, 13 : 55–78, 1999.

16. apraxia of speech ほか

1) Ballard, K.J., Granier, J.P. & Robbin, D. A. : Understanding the nature of apraxia of speech : Theory, analysis, and treatment. Aphasiology, 14 : 969–995, 2000.
2) Ballard, K.J., Robin, D.A. & Folkins, J.W. : An integrative model of speech motor control : A response to Ziegler. Aphasiology, 17 : 37–48, 2004.
3) Haley, K.L., Ohde, R.N. & Wertz, R.T. : Single word intelligibility in aphasia and apraxia of speech : A phonetic error analysis. Aphasiology, 14 : 179–201, 2000.

4) Haley, K.L. : Temporal and spectral properties of voiceless fricatives in aphasia and apraxia or speech. Aphasiology, 16 : 595–607, 2002.
5) Wambaugh, J.L., Martinez, A.L. & Alegre, M.N. : Qualitative change following application of modified response elaboration training with apraxic-aphasic speakers. Aphasiology, 15 : 968–976, 2001.
6) Ziegler, W. : Speech motor control is task-specific : Evidence from dysarthria and apraxia of speech. Aphasiology, 17 : 3–36, 2003.
7) Ziegler, W. : To speak or not to speak : Distinctions between speech and nonspeech motor control : A reply to Ballard, Robin and Folkins. Aphasiology, 17 : 99–105, 2003.

17. その他

1) Ardila, A., Concha, M. & Rosselli, M. : Angular gyrus syndrome revisited : Acalculia, finger agnosia, right-left disorientation and semantic aphasia. Aphasiology, 14 : 743–754, 2000.
2) Armstrong, L. & Macdonald, A. : Aiding chronic written language expression difficulties : A case study. Aphasiology, 14 : 93–108, 2000.
3) Bertha, L., Knosp, E., Pfisterer, W., et al. : Intra-and perioperative monitoring of language functions in patients with tumours in the left perisylvian area. Aphasiology, 14 : 779–793, 2000.
4) Boles, L. : A comparison of naming errors in individuals with mild naming impairment following post-stroke aphasia, Alzheimer's disease, and traumatic brain injury. Aphasiology, 11 : 1043–1056, 1997.
5) Borod, J.C., Carper, M. & Goodglass, H. : WAIS performance IQ in aphasia as function of auditory com-

prehension and constructional apraxia. Cortex, 18 : 199-210, 1982.

6) Chainay, H. & Humphreys, G.W. : The real-object advantage in agnosia : Evidence for a role of surface and depth information in object recognition. Cogn. Neuropsychol., 18 : 175-191, 2001.

7) Cook, M., Murdoch, B., Cahill, L., et al. : Higher-level language deficits resulting from left primary cerebellar lesions. Aphasiology, 18 : 771-784, 2004.

8) Eustache, F., Lambert, J., Cassier, C., et al. : Disorders of auditory identification in dementia of the Alzheimer type. Cortex, 31 : 119-127, 1995.

9) Forde, E.M.E. & Humphreys, G.W. : Is oral spelling recognition dependent on reading or spelling system? Dissociative evidence from two single case studies. Cogn. Neuropsychol., 22 : 169-181, 2005.

10) Garcia, L.J., Barrette, J. & Laroche, C. : Perceptions of the obstacles to work : Reintegration for persons with aphasia. Aphasiology, 14 : 269-290, 2000.

11) Hollerman, J. & Schutis, W. : Dopamine neurons report an error in the temporal prediction of reward during learning. Nat. Neurosci., 1 : 304-309, 1998.

12) Howland, J. & Pierce, R.S. : Influence of semantic relatedness and array size on single-word reading comprehension in aphasia. Aphasiology, 18 : 1005-1013, 2004.

13) Koff, E., Naeser, M.A., Pieniadz, J.M., et al. : Computed tomographic scan hemispheric asymmetries in right-and left-handed male and female subjects. Arch. Neurol., 43 : 487-491, 1986.

14) Kumada, T. & Humphreys, G.W. : Lexical recovery from extinction : Interactions between visual form and stored knowledge modulate visual selection. Cogn. Neuropsychol., 18 : 465-478, 2001.

15) Loring, D.W., Lee, G.P. & Meador, K.J. : Revising the Ray-Osterrieth : Rating right hemisphere recall. Arch. Clin. Neuropsy., 3 : 239–247, 1988.
16) Lugaresi, A., Montagna, P., Morreale, A., et al. : "Psychic akinesia" following carbon monoxide poisoning. Eur. Neurol., 30 : 167–169, 1990.
17) Mendez, M.F. & Benson, D.F. : Atypical conduction aphasia : A disconnection syndrome. Arch. Neurol., 42 : 886–891, 1985.
18) Nagaratnam, N. & Nagaratnam, K. : Acute mixed transcortical aphasia with bihemispheric neurological deficits following diffuse cerebral dysfunction. Aphasiology, 14 : 893–899, 2000.
19) Park, G.H., McNeil, M.R. & Tompkins, C.A. : Reliability of the five-item revised Token Test for individuals with aphasia. Aphasiology, 14 : 527–535, 2000.
20) Rauschecker, J.P. : Cortical control of the thalamus : Top-down processing and plasticity. Nat. Neurosci., 1 : 179–180, 1998.
21) Riddoch, M.J., Humphreys, G.W., Jacobson, S., et al. : Impaired orientation discrimination and localisation following parietal damage : On the interplay between dorsal and ventral processes in visual perception. Cogn. Neuropsychol., 21 : 597–623, 2004.
22) Robin, D.A., Max, J.E. & Stierwalt, J.A.G., et al. : Sustained attention in children and adolescents with traumatic brain injury. Aphasiology, 13 : 701–708, 1999.
23) Ross, K.B. & Wertz, R. : Comparison of impairment and disability measures for assessing severity of, and improvement in, aphasia. Aphasiology, 13 : 113–124, 1999.
24) Schwoebal, J., Buxbaum, L.J. & Coslett, H.B. : Representations of the human body in the production and imitation of complex movements. Cogn. Neuropsy-

chol., 21 : 285-298, 2004.
25) Selnes, O.A., van Ziji, P.C.M., Baecker, P.B., et al. : MR diffusion tensor imaging documented arcuate fasciculus. Lesion in a patient with normal repetition performance. Aphasiology, 16 : 897-901, 2002.
26) Shaker, R., Easterling, C., Kern, M., et al. : Rehabilitation of swallowing by exercise in tube-fed patients with pharyngeal dysphagia secondary to abnormal UES opening. Gastroenterology, 122 : 1314-1321, 2002.
27) Simmons-Mackie, N. & Damico, J.S. : Qualitative methods in aphasia research ethnology. Aphasiology, 13 : 681-687, 1999.
28) Takahashi, N., Kawamura, M., Shinotou, H., et al. : Speech discrimination and lip reading in patients with word deafness or auditory agnosia. Brain Lang., 40 : 153-161, 1991.
29) Tupler, L.A., Awelsh, K., Asare-Aboagye, Y., et al. : Reliability of the Rey-Osterrieth complex figure in use with memory-impaired patients. J. Clin. Exp. Neuropsy., 17 : 566-579, 1995.
30) Wahrborg, P., Borenstein, P., Linell, S., et al. : Ten-year follow-up of young aphasic participants in a 34-week course at a Folk High School. Aphasiology, 11 : 709-715, 1997.
31) Watamori, T., Ito, H., Fukusako, Y., et al. : Oral apraxia and aphasia. Ann. Bull. RILP, 15 : 129-146, 1981.
32) Zacharias, S. & Kirk, A. : Drawing with the non-dominant hand : Implications for the study of construction. Can. J. Neurol. Sci., 25 : 306-309, 1998.

II. 成書、辞書

1) Elman, J.L., Bates, E.A., Johnson, M.H., et al. : Rethinking innateness : A connectionist perspective on development. The MIT press, Massachusetts, 1998.
2) Halliday, M.A.K. & Hassan, R. : Cohesion in English. Longman, New York, 1976.
3) 田中春美, 樋口時弘, 家村睦夫, ほか : 現代言語学辞典. 成美堂, 東京, 1988.

和英索引

あ

あいまいでない、明白な	unequivocal	88
あいまいな母音	schwa	76
アクセス	access	5
悪化する	deteriorate	29
アップデートする	update	88
後の	post-	67
アフォーダンス	affordance	6
暗喩	metaphor	53

い

勢い	potency	68
閾値	threshold	86
意識	awareness	14
意識下の	covert	25
	implicit	44
意識上の	overt	61
意識的な	explicit	35
萎縮	atrophy	13
異書体	allograph	7
依存性	dependency	28
一元配置分散分析	one-way analysis of variance	60
一貫性	consistency	23
一側性の	unilateral	88
遺伝性の	genetic	40
意図的な	volitional	90
意味記憶	semantic memory	77

和英索引		
意味処理後の	postsemantic	68
意味処理前の	presemantic	69
意味性錯語	semantic paraphasia	77
意味素性	semantic feature	76
意味的キュー(ヒント)	semantic cue	76
意味(論)的な	semantic	76
意味的プライミング	semantic priming	77
意味役割	semantic role	77
意味聾	word meaning deafness	92
意味論	semantics	77
引用文献	reference	72
韻律	prosody	70
韻律の	metrical	53

う

迂言	circumlocution	19
後ろ向きの	retrospective	74
埋め込み	embedding	33
運動企画	motor planning	55
運動障害性構音障害	motor speech disorder	55

え

エピソード記憶	episodic memory	34
縁上回	supramarginal gyrus	82
遠心性の	efferent	33

お

押韻	rhyme	74
押韻判定	rhyme judgement	74
大文字	capital letter	17
	upper case	88
遅れた	delayed	28
オッドボール課題	odd-ball paradigm	59

日本語	英語	ページ
オッドワンアウトテスト	odd one out test	59
重み	weight	91
音位転換	metathesis	53
音韻(論)	phonology	67
音韻意識	phonological awareness	65
音韻辞書	phonological lexicon	66
音韻性錯語	phonological paraphasia	67
音韻性失読	phonological dyslexia (alexia)	66
音韻操作	phonological manipulation	66
音韻的キュー	phonological cue	66
音韻的短期記憶	phonological short term memory	67
音韻(論)的な	phonological	65
音韻バッファー	phonological buffer	65
音韻ループ	phonological loop	66
音声的な	phonetic	65
音節	syllable	83
音節表	syllabary	83
音素	phoneme	64
音素/書記素変換規則	phoneme-to-grapheme conversion rule	65
音素弁別課題	phoneme discrimination task	65
音読	oral reading	60
音読する	read aloud	72

か

日本語	英語	ページ
外因性の	exogenous	35
外界照応	exophora	35
下位概念	subordinate	81
回収	retrieval	74
外傷性脳損傷	traumatic brain injury	86
概説する	outline	61
階層性	hierarchy	42
介入	intervention	46

和英索引

日本語	English	ページ
概念	concept	22
概念知識	conceptual knowledge	22
海馬	hippocampus	42
海馬傍回	parahippocampal gyrus	63
回復	recovery	72
解剖学の	anatomical	8
乖離(解離)	discrepancy	31
乖離(解離)する	dissociate	31
書き取り	dictation	30
	writing to dictation	92
可逆文	reversible sentence	74
格	case	17
隠れユニット	hidden unit	42
掛け算表	multiplication table	56
過書	hypergraphia	43
寡少性の	hypo-	43
数の	numeral	58
仮説	assumption	13
	hypothesis	43
角回	angular gyrus	8
活字	case	17
活字体	block letter	16
活性化	activation	6
仮定	assumption	13
仮定する	assume	13
カテゴリーに特異的な	category specific	18
過度の	hyper-	43
仮名文字(表音文字)	phonogram	65
感覚運動システム	sensory motor system	78
環境要因による	environmental	34
喚語困難	anomia	9
	dysnomia	32
冠詞	article	12

漢字（表意文字）	ideogram	44
患者	patient	63
感情	emotion	33
冠状面の	coronal	24
観念運動失行	ideomotor apraxia	44
観念失行	ideational apraxia	44
間脳	diencephalon	30
管理	management	52
関連する	related	73
関連性のない	irrelevant	46
関連のある	relevant	73

き

偽陰性	false negative	36
既往歴	past medical history	63
利き手	handedness	42
効く（機能する）	work	92
偽警告	false alarm	36
記号	symbol	83
記号化	encoding	33
記述	description	29
記述する	describe	29
記述的な	descriptive	29
基数	cardinal number	17
規則化錯読	legitimate alternative reading component error	48
規則化の誤り	regularization error	73
規則語	regular word	73
偽単語	pseudo word	71
機能語	function word	39
肌理	texture	85
求心性の	afferent	6
強弱格	trochee	87
偽陽性	false positive	36

和英索引

鏡像	mirror image	53
協調動作	coordinated movement	24
共分散分析	covariance analysis	25
局在	localization	50

く

空間的時間的	spatiotemporal	79
空間の	spatial	79
九九（表）	multiplication table	56
具象（具体）名詞	concrete noun	22
具体性	concreteness	22
屈折	inflexion (inflection)	45
クラスター分析	cluster analysis	21
群	cluster	20
訓練	intervention	46
	treatment	87

け

計算	calculation	17
繋辞	copula	24
経時的な	longitudinal	51
形態素	morpheme	55
形態論	morphology	55
形容詞	adjective	6
計量的な	quantitative	72
痙攣	convulsion	24
結果	outcome	61
	result	74
結合強度	connection weight	23
結束（性）	cohesion	21
結論	conclusion	22
原因疾患	etiology	34
研究	study	81
限局的な	specific	79

言語横断的な	cross linguistic	25
減算	subtraction	82
検出する	detect	29
減少	decrease	27
減衰	decay	27
減衰する	attenuate	13
	decay	27
減衰率	decay rate	27
顕著な	salient	76
限定詞	determiner	29
見当識	orientation	60

こ

語彙	lexicon	50
語彙回収	lexical retrieval	50
語彙化の誤り	lexicalization error	50
語彙形式	lexical form	50
語彙経路	lexical route	50
語彙処理後の	postlexical	67
語彙性効果	lexicality effect	50
語彙素	lexeme	50
語彙判断	lexical decision	50
語彙分類集	thesaurus	85
項	argument	12
行為	praxis	68
構音	articulation	12
効果	efficacy	33
口腔(口部)顔面失行		
	buccofacial apraxia	16
	oral apraxia	60
硬口蓋音	palatal	62
交叉性失語	crossed aphasia	25
考察	discussion	31
更新する	update	88

構成障害	constructional disorder	23
拘束形態素	bound morpheme	16
後退させる	retract	74
後天性の	acquired	6
行動	behaviour	15
後頭葉	occipital lobe	59
興奮	activation	6
後方照応	cataphora	17
後方の	posterior	67
こうむる	suffer	82
	sustain	83
項目	item	47
合理的な	rational	72
語音聾	word sound deafness	92
語幹	stem	80
語型	word form	91
語形変化（表）	paradigm	62
語型聾	word form deafness	91
呼称	confrontation naming	23
	naming	57
個人	individual	45
語新作	neologism	57
語性錯語	verbal paraphasia	89
語想起	word retrieval	92
コネクショニスト	connectionist	23
語の回収	word retrieval	92
語の流暢性	word fluency	91
コーパス	corpus	24
語頻度	word frequency	91
小文字	lower case	51
	small letter	78
固有名詞	proper name	70
語用論	pragmatics	68
語連想	word association	91

日本語	英語	ページ
語漏症	logorrhea	50
混合	blending	15
混成語	hybrid	42

さ

日本語	英語	ページ
再編成	reorganization	73
材料	material	52
先取り構音	anticipation	9
錯行為	parapraxis	63
作動記憶	working memory	92
サブレキシカル	sublexical	81
参考文献	reference	72
酸素欠乏症	anoxia	9
残存している	residual	73

し

日本語	英語	ページ
恣意的な	arbitrary	11
子音	consonant	23
視覚的スケッチパッド	visual sketch pad	90
視覚入力辞書	visual input lexicon	90
視覚の	visual	89
時間の	temporal	85
歯茎音	alveolar	8
刺激	stimulus	80
刺激間間隔	inter stimulus interval	46
試行	trial	87
自己修正	self correction	76
示唆する	suggest	82
指示対象	referent	72
視床	thalamus	85
事象関連電位	event related potential	34
矢状面の	sagittal	76
自叙伝的知識	biographical knowledge	15

和英索引		
指数	quotient	72
肢節運動失行	limb apraxia	50
自然回復	spontaneous recovery	79
自然治癒	spontaneous recovery	79
自走	free running	38
持続	duration	32
持続時間	duration	32
シソーラス	thesaurus	85
実験デザイン	experimental design	35
実験の計画	protocol	70
失行	apraxia	10
失語指数	aphasia quotient	9
失語 (症)	aphasia	9
実在語	real word	72
失算	acalculia	5
実詞	substantive	81
実施する	administer	6
	apply	10
	conduct	23
	perform	64
実質語	content word	23
実質的な	substantive	81
失書	agraphia	7
実態	substrate	82
質的な	qualitative	72
失読 (症)	alexia	7
	dyslexia	32
失認	agnosia	7
失文法	agrammatism	7
自動性	automaticity	13
自発話	spontaneous speech	80
指標	index	45
尺度	measure	52
ジャルゴン失語	jargon aphasia	47

ジャルゴン失書	jargon agraphia (dysgraphia)	47
自由形態素	free morpheme	38
重症度	severity	78
修飾語（句）	modifier	54
修正する	modify	54
従属変数	dependent variable	29
縦断的な	longitudinal	51
周波数の	spectral	79
周辺言語学	paralinguistics	63
主格	nominative (case)	57
主語	subject	81
主効果	main effect	52
主題	theme	85
主張	claim	19
主張する	advocate	6
	argue	11
	claim	19
	postulate	68
	propose	70
述語（述部）	predicate	68
出力辞書	output lexicon	61
受動者	patient	63
受動態	passive (voice)	63
主要な	primary	69
順序	order	60
	sequence	78
純粋失書	pure agraphia	71
純粋失読	pure dyslexia (alexia)	71
上位概念	super ordinate	82
障害	deficit	28
	impairment	44
障害されにくい	robust	74
紹介される	refer	72
障害される	involve	46

消去	extinction	35
情景画説明	picture description	67
条件	condition	22
小言語学	microlinguistics	53
症候	symptom	83
照合	matching	52
	verification	89
省略	omission	60
症例	case	17
	subject	81
除外する	exclude	34
	rule out	75
職業	profession	69
	vocation	90
植物性の	vegetative	89
叙述	description	29
書称	written naming	92
序数	ordinal number	60
助動詞	auxiliary (verb)	13
所有格	genitive (case)	40
処理	processing	69
自律性	autonomy	13
新奇性	novelty	58
信号	signal	78
進行性の	progressive	69
新造語	neologism	57
心像性	imageability	44
心像性効果	imageability effect	44
深層性失語	deep dysphasia	27
深層性失読	deep dyslexia	27
診断基準	criteria	25
振幅	amplitude	8
親密語	familiar word	36
親密性	familiarity	36

親密性効果	familiarity effect	36
親密度	familiarity	36
信頼性	reliability	73

す

図	figure	37
随意的な	volitional	90
遂行機能	executive function	35
推測する	speculate	79
垂直な	vertical	89
推定する	assume	13
随伴症状	concomitant	22
水平面の	horizontal	42
数詞	numeral	58
少ない	sparse	79
ストラテジー	strategy	81
ストループ課題	stroop task	81

せ

性	gender	40
正確さ	accuracy	5
性質	property	70
正書法	orthography	61
成績	performance	64
生得的な	innate	45
青年期の	adolescent	6
正否定	correct rejection	25
生物の	living	50
説	account	5
接続詞	conjunction	23
舌端現象	tip-of-tongue	86
説明	description	29
拙劣な	clumsy	20
潜時	latency	48

和英索引		
全体論	holism	42
前置詞	preposition	69
前方照応	anaphora	8
前方の	anterior	9

そ

層	layer	48
相	phase	64
相関	correlation	25
草書体(の)	cursive	26
相補的な	complemental (complementary)	22
属格	genitive (case)	40
即座の	immediate	44
側性	laterality	48
属性	attribute	13
促通	facilitation	36
測定	measure	52
側頭極	temporal pole	85
側頭葉の	temporal	85
咀嚼	chew	19

た

体	corpus	24
態	voice	90
対格	dative (case)	27
対角線の	diagonal	30
大言語学	macrolinguistics	52
第3尾音節	antepenult	9
対象	subject	81
代償	compensation	21
帯状回	cingulate gyrus	19
対照群	control subject	24
対側の	contralateral	24
第2尾音節	penult	64

日本語	English	頁
タイムステップ	time step	86
代名詞	pronoun	69
多言語使用者	polyglot	67
多言語使用の	polyglot	67
足し算	addition	6
多肢選択	multiple choice	56
多重比較	multiple comparison	56
多層ベースラインデザイン	multiple baseline design	56
脱号化	decoding	27
脱抑制	disinhibition	31
妥当性	validity	89
妥当な	plausible	67
	relevant	73
保たれた	intact	45
単一事例研究	single case study	78
単語長効果	word-length effect	92
単語(名詞)の性	gender	40
断片	fragment	38
断面	section	76
談話	discourse	31

ち

日本語	English	頁
遅延した	delayed	28
知覚	perception	64
置換	substitution	82
チャンスレベル	chance level	18
抽象的な	abstract	5
抽象名詞	abstract noun	5
中枢の	central	18
中性(の)	neuter	57
超〜	meta-	53
聴覚的理解	auditory comprehension	13
聴覚入力辞書	auditory input lexicon	13

和英索引		
聴覚の	auditory	13
聴覚分析システム	auditory analysis system	13
調査	study	81
長短格	trochee	87
超皮質性〜	transcortical	86
超皮質性運動失語	transcortical motor aphasia	86
超皮質性感覚失語	transcortical sensory aphasia	86
超分節的な	suprasegmental	82
貯蔵	storage	80
貯蔵する	store	80
治療	treatment	87

つ

強さ	potency	68

て

ディアスキーシス	diaschisis	30
提案する	propose	70
低下した	hypo-	43
低下する	degrade	28
	deteriorate	29
定冠詞	definite article	28
定義	definition	28
定型動詞	finite verb	37
t検定	t-test	87
ディジットスパン	digit span	30
ディストラクター	distractor	31
程度	extent	35
テクスチャー	texture	85
手続き	procedure	69
転帰	outcome	61
典型的な	canonical	17
	typical	87
点在する	sparse	79

天井効果	ceiling effect	18
転置	transposition	86
伝播	propagation	70

と

頭韻法	alliteration	7
同音異義語	homonym	42
	homophone	42
同音擬似語	pseudo homophones	70
統覚型の	apperceptive	10
同義語	synonym	83
同義語判断テスト	synonymy judgement	83
同形異義語	homograph	42
統語（論）	syntax	83
統合的	syntagmatic	83
動作主	agent	7
動詞	verb	89
頭子音	onset	60
動詞句	verb phrase	89
等尺性の	isometric	47
同側の	ipsilateral	46
等張性の	isotonic	47
頭頂葉	parietal lobe	63
同定	identification	44
特異的な	specific	79
特質	property	70
特定する	specify	79
独立変数	independent variable	44
突出させる	protract	70
突出した	salient	76
トップダウン（処理）	top-down	86
トライアングルモデル	triangle model	87

な

内因性の	endogenous	33
内容語	content word	23
軟口蓋音	velar	89

に

二言語使用者	bilingual	15
二言語使用の	bilingual	15
二元配置分散分析	two-way analysis of variance	87
二重回路（経路）	dual route	32
二重調音	coarticulation	21
二分法	dichotomy	30
ニューラルネットワーク	neural network	57
任意の	optional	60
人称代名詞	personal pronoun	64
認知	cognition	21

の

ノイズ	noise	57
脳回	gyrus	41
脳血管障害	cerebrovascular accident	18
脳室拡大	ventricular dilatation	89
能動態	active (voice)	6
脳波	electroencephalogram	33
脳梁膨大	splenium of corpus callosum	79
能力障害	disability	30
ノード	node	57
述べる	address	6
	describe	29

は

背側の	dorsal	32

配列	array	12
破壊モデル	lesion model	49
拍	mora	54
破擦音	affricative	7
弾き音	flap	37
はじめに	introduction	46
派生	derivation	29
発育不全の	rudimentary	75
発音	pronunciation	69
発語失行	apraxia of speech	10
発症（日）	onset	60
発達性失読症	developmental dyslexia	30
発達性の	developmental	30
バッファー	buffer	16
発話	utterance	88
パラ言語学	paralinguistics	63
パラダイム	paradigm	62
破裂音	plosive	67
範囲	extent	35
般化	generalization	40
半球間の	interhemispheric	45
半球内の	intrahemispheric	46
反応時間	response time	73
反復測定	repeated measure	73

ひ

尾音節	ultima	88
非可逆文	irreversible sentence	46
非関連の	unrelated	88
引き算	subtraction	82
引き出す	elicit	33
被験者間要因	between-subject factor	15
被験者内要因	within-subject factor	91
非語	nonword	58

和英索引		
非語彙経路	nonlexical route	58
尾子音	coda	21
尾状核	caudate nucleus	18
歪み	distortion	31
尾側の	caudal	18
左利きの	left-handed	48
	sinistral	78
引っ込める	retract	74
必須の	obligatory	59
ヒット	hit	42
非定形動詞	non-finite verb	58
非典型的な	atypical	13
被動作主	patient	63
表	table	85
表意文字	ideogram	44
病因	etiology	34
表音文字	phonogram	65
評価者(検査者)間の	interrater	45
評価する	evaluate	34
標準偏差	standard deviation	80
表象	representation	73
病前の	premorbid	68
病巣	focus	37
	lesion	49
表層性失読	surface dyslexia	82
病態失認	anosognosia	9
病的な	pathological	63
病理学	pathology	63
品詞	part of speech	63
頻度	frequency	38
頻度効果	frequency effect	38

ふ

部位	region	73

日本語	English	ページ
フィード・フォワード	feed forward	36
不規則語	irregular word	46
複合名詞	compound word	22
副詞	adverb	6
復唱	repetition	73
腹側の	ventral	89
符号化	encoding	33
付随的な	contingent	24
普通名詞	common noun	21
不定冠詞	indefinite article	44
不定形動詞	infinite verb	45
不定詞	infinitive	45
プライミング	priming	69
プレテスト	pretest	69
プロソディ	prosody	70
プロトコール	protocol	70
プローブ	probe	69
分散分析	analysis of variance	8
分析	analysis	8
分節	segment	76
分節法	syllabification	83
吻側の	rostral	75
分綴法	syllabification	83
文の解剖	parsing	63
文法(論)	grammar	40
文脈	context	24
文脈効果	contextual effect	24
分類	classification	20
分裂文	cleft sentence	20

へ

| 平均 | mean | 52 |
| 閉鎖音 | stop | 80 |

和英索引

平叙文	declarative sentence	27
並列分散処理	parallel-distributed processing	63
ベースライン	baseline	15
ベースライン期	baseline phase	15
変数	variable	89
変則的な	anomalous	9
弁別	discrimination	31
弁別素性	distinctive feature	31

ほ

補遺	appendix	9
母音	vowel	90
母音韻	assonance	12
紡錘状回	fusiform gyrus	39
方法	method	53
方法論	methodology	53
方略	strategy	81
補完	completion	22
母集団	population	67
(補)助動詞	auxiliary (verb)	13
ポストテスト	posttest	68
保続	perseveration	64
補足的な	complemental (complementary)	22
保存する	spare	78
ボトムアップ(処理)	bottom up	16

ま

前書き	introduction	46
前の	pre-	68
前向きの	prospective	70
摩擦音	fricative	38
末梢の	peripheral	64
マッピング	mapping	52
マテリアル	material	52

まとめ	summary	82
マルチモーダル	multi-modal	55
慢性期の	chronic	19

み

右利きの	dextral	30
	right-handed	74
ミスマッチ・ネガティビティ	mismatch negativity	54
密度	density	28
ミニマルペア	minimal pair	53
未発達の	rudimentary	75

む

無関連の	unrelated	88
無作為化された	randomized	72
無酸素症	anoxia	9
無声音	voiceless	90
無生物の	nonliving	58
無声摩擦音	voiceless fricatives	90
無反応	no response	57
無標の	unmarked	88

め

名詞	noun	58
名詞句	noun phrase	58
明白な	unequivocal	88
メタ言語	metalanguage	53
面	plane	67

も

目的格	objective	59
目的的な	purposeful	71
目標語	target word	85

文字	character	19
	letter	49
もたらす	yield	92
モダリティ横断的な	cross modal	25
用いる	perform	64
模倣	imitation	44
モーラ	mora	54
モーラ反転	mora reversal	55
モーラ抹消	mora deletion	55
モーラ連鎖	mora concatenation	54
問題（点）	issue	47

や

役割	role	75

ゆ

優位ではない	nondominant	58
優位な	dominant	31
有意な	significant	78
有生	animate	8
有声音	voiced	90
誘発する	elicit	33
	evoke	34
誘発電位	evoked potential	34
有標の	marked	52
床効果	floor effect	37

よ

要旨	abstract	5
要素	element	33
要約	summary	82
与格	accusative (case)	5
抑制	inhibition	45

抑制する	suppress	82
予稿集	preceding	68
予測	prediction	68
予備研究	pilot study	67
予備的な	preliminary	68
読み書き能力	literacy	50
弱い	vulnerable	90
弱まる	attenuate	13

ら

| ライムジャッジメント | rhyme judgement | 74 |
| ランダム化された | randomized | 72 |

り

理解	comprehension	22
略語	abbreviation	5
領域	region	73
両唇音	bilabial	15
両側検定の	two-tailed	87
両側性の	bilateral	15
量的な	quantitative	72

る

| 類 | class | 19 |
| 類似の | similar | 78 |

れ

例外語	exception word	34
劣位の	nondominant	58
レマ	lemma	48
連結詞	copula	24
連合	association	12
連合型の	associative	12

連合的	paradigmatic ……………………62
連辞	copula ……………………………24
連続	sequence …………………………78

ろ

老年期の	senile ……………………………77
論ずる	argue ……………………………11
論文	paper ……………………………62

監修者略歴 小嶋 知幸(こじま ともゆき)

1958 年生まれ,言語聴覚士,医学博士
1980 年　埼玉大学教養学部卒業,哲学専攻
1989 年　日本聴能言語福祉学院卒業
同年〜　江戸川病院リハビリテーション科勤務
1999 年　東京大学医学部にて学位(医学博士)取得

〔専門〕
失語症,高次大脳機能障害

〔著書〕
「ABR ハンドブック」(加我君孝編,金原出版,分担)
「中枢性聴覚障害の基礎と臨床」(加我君孝編,金原出版,分担)
「新図解耳鼻咽喉科検査法」(小林武夫編,金原出版,分担)
「高次神経機能障害の臨床はここまで変わった」(宇野 彰,波多野和夫編,医学書院,分担)
「ボイスノート」(加藤正弘監修,新興医学出版社,共著)
「改訂第2版 失語症の障害メカニズムと訓練法」(新興医学出版社)

© 2005　　　　　　　　　　　　第 1 版発行　2005 年 12 月 1 日

言語聴覚士のための
そうだったのか!英文抄読 失語編
──必須用語 700 撰

定価はカバーに表示してあります。

検印省略	監　修	小 嶋 知 幸
	著　者	江戸川病院言語室 文献抄読グループ

発行所	**株式会社　新興医学出版社**
発行者	服 部 秀 夫

〒113-0033　東京都文京区本郷 6-26-8
　　　　　　電話　03(3816)2853
　　　　　　FAX　03(3816)2895

印刷　株式会社藤美社　ISBN 4-88002-165-2　郵便振替　00120-8-191625

・本書の複製権・翻訳権・譲渡権・公衆送信権(送信可能化権を含む)は株式会社新興医学出版社が所有します。
・JCLS <㈱日本著作出版権管理システム委託出版物>
本書の無断複写は著作権法上での例外を除き禁じられています。複写される場合は,その都度事前に㈱日本著作出版権管理システム(電話 03-3817-5670, FAX 03-3815-8199)の許諾を得て下さい。